椎間板ヘルニア 脊柱管狭窄症 のかたにも!

坐骨神経痛《ざこつしんけいつう》は自分で治せる!

おしり・
脚の重だるさ・
しびれが
すぐ楽に!

さかいクリニックグループ代表
酒井慎太郎

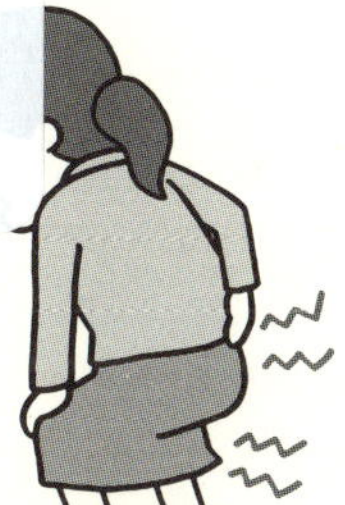

Gakken

はじめに

坐骨神経痛は、自分で治すことができます。

これは、無責任に適当なことを言っているわけではありません。

私は長年、東京・北区で「さかいクリニックグループ」を開業し、**これまでに延べ100万人以上の患者さんに接してきました。**

その中にはもちろん、坐骨神経痛を訴えるかたが何万人といたわけですが、**当院の患者さんでは99％が解消・改善に成功しているのです。**

また、私自身も、実際に坐骨神経痛を患い、強い痛みやしびれを何度も味わったうえで、すべての症状を自力で完治させたという経験があります。

これらをふまえたうえで、「坐骨神経痛はセルフケアで治せる」と確信しているのです。

皆さんもよくご存知のとおり、坐骨神経痛の症状は実にやっかいで、つらいものです。

主な症状としては、お尻から太もも、ふくらはぎ、足先にかけて現れる痛み・しびれ・重だるさ・違和感などが挙げられます。

ただ、これほど多様な症状が現れるにもかかわらず、今までは坐骨神経痛の進行度、不調の強弱レベルなどをまとめ上げたものすらありませんでした。

その主な理由は、坐骨神経痛という言葉が、厳密に言うと「病気の名前」ではないからでしょう。

医学的に見ると、坐骨神経痛はあくまでも「症状の名前」とされていて、例えば椎間板ヘルニアや脊柱管狭窄症などの「腰痛という病気」があり、その病気が坐骨神経痛という症状を引き起こしているとされているのです。

そこで私は、2年以上の時間をかけて検討を重ねた末、**坐骨神経痛の進行・強弱レベルをわかりやすくまとめた一覧表を完成させました（5ページの表参照）**。

私はこれまで、数多くの書籍で坐骨神経痛について触れてきましたが、この一覧表は本書の出版に合わせ、満を持して初公開させていただくことにしました。

この表をご覧になれば、皆さんそれぞれが「自分の現在の状態」を即座に確認できます。

そのため、例えば最近のことを思い出しながら一覧表を見て、「自分の坐骨神経痛は悪化している」と確認できたなら、「いよいよきちんとケアを施さないといけないな」と自覚できることでしょう。

また、セルフケアを継続する中で、「着実によくなっている」と確認することもできるはずです。

症状の進行・悪化の目安

この本で対処できる、痛み・しびれ・違和感を一覧表にまとめました。自分が今どのレベルなのかをセルフチェックできます。

弱 → 強（症状の強さ）

レベル1
- 足先に、チリチリするようなしびれがある
- 足の指の間に、物が挟まるような違和感がある
- 以前はしびれや違和感が気になったが、今は慣れたので平気だ

レベル2
- 運動していないのに、脚やお尻に筋肉痛のような重だるさがある
- お尻・脚・足先などが冷たく、血流が悪い

レベル3
- フワフワと雲の上を歩いているようだ
- ピリピリする痛み・しびれと、不快なだるさの両方をよく感じる
- ふくらはぎがつってしまう「こむら返り」が、よく起こる

レベル4
- 足裏に灼熱感があるが熱はもっていない
- 針の上を歩くような感覚が足裏にある
- 朝起きたときに痛み・しびれを下半身に感じる

レベル5
- ビリビリとした強いしびれ・痛みのせいで、夜中に目覚めてしまうことがある
- 脚のしびれや痛みのせいで、30～50mの間隔で休まないと歩くことができない
- 重りがついているかのように、いつも脚が重い

＊一般によくみられる代表的な症状を抜粋

ぜひ、大いに参考にしてみてください。

適切な対処をしていなければ、坐骨神経痛は悪化の一途をたどってしまいます。しかし、**きちんとした対策を継続すれば、坐骨神経痛の〝しつこくまとわりつくような症状〟は、根本から断ち切ることができるのです。**

本書では、そのためにぜひ知っていただきたいこと、さらに具体的な坐骨神経痛の解消法について、できるだけわかりやすくご紹介していきます。

自分で治すための具体的なセルフケア法であるストレッチ・体操・マッサージは、誰でも簡単に行えて、なおかつ効果の高いものを厳選しています。これまで、「なかなか治らない」と半ばあきらめていたかたも、実践していただければ、いい変化を必ず感じられるはずです。

これらを実践し、坐骨神経痛を解消するための日常生活の工夫も適宜取り入れていただければ、万全の坐骨神経痛対策を取れるのは間違いありません。

現在悩まされている痛みやしびれの改善・解消にとどまらず、再発もきっちり防ぐことができるわけです。

今こそ、やっかいでつらい坐骨神経痛と決別するときです。この機会に痛み・しびれを解消し、活動的な新たな人生をスタートさせましょう。

2019年4月

さかいクリニックグループ代表　酒井慎太郎

もくじ

第4章 つらい坐骨神経痛を見事解消した症例集

第5章

坐骨神経痛を自力で治すために知っておきたい日常生活の知恵

第6章
よくある疑問にすべて答えます！ 痛み・しびれ解消サポートQ＆A

第1章

痛み・しびれへの最善策がすぐわかるセルフチェック&著効ケア

自分の坐骨神経痛の「タイプ」を知ることが重要

「はじめに」でお話ししたように、坐骨神経痛の主な症状は、お尻から太もも、ふくらはぎ、足先にかけて現れる痛み・しびれです。

発症の背景にはさまざまな要素があるのですが、**坐骨神経痛が主症状として非常に現れやすいのは、ずばり腰痛**です。

そして腰痛には、大きく分けて2種類のタイプがありますから、**「腰痛が原因となって坐骨神経痛が現れる」という典型的なパターンについても、大別して2種類のタイプがある**ということになります。

やっかいな症状を自力で解消するには、このような自分の坐骨神経痛のタイプをあらかじめ知っておくことが必要不可欠です。

今回は、その点を誰でも簡単に確認できるチェックテストを用意しました。次のページにある各項目の中で、当てはまるものにチェックを入れていきましょう。

なお、以降のセルフチェックを行えば、前述したタイプの見極めと同時に、脳の疾患などからくる脚のしびれではないことも、おおよそ確認することができます。

また、繰り返しになりますが、セルフチェックテストの内容は「腰痛→坐骨神経痛」という流れの「タイプ」を皆さん自身が見極めるためのものです。ですから、5ページで触れた、坐骨神経痛の「症状の進行・悪化の目安」とは目的が違う内容になりますので、混同しないようにしてください。

とにかく、**自分の体に起きている坐骨神経痛と、その原因のタイプをしっかり見定めることから、不調を完治させる第一歩が始まります。**

さぁ、早速ページをめくり、難しいことは考えずに、当てはまる項目にチェックをしていきましょう。

しびれセルフチェック

坐骨神経痛タイプⒶ

- □ 脚やお尻に、痛み・しびれ・重だるさ・違和感などが常にある
- □ ピリピリした感じの坐骨神経痛があり、ときには下半身に稲妻が走るように、しびれがバーッと広がることもある
- □ 足の指と指の間に、物が挟まっているような違和感がある
- □ お尻、太ももの外側や裏の痛み・しびれのほか、太ももの前面上部にも痛み・違和感がある
- □ 歩いているときよりも、同じ姿勢で長時間座っているときのほうがつらい
- □ 正座の状態で、腰を反らしぎみの姿勢でいれば、痛みやしびれは案外現れない
- □ むしろ、正座の状態から脚を横に崩した、いわゆる〝女性座り〟の体勢でいると、痛みやしびれが現れてくる
- □ 朝に目覚めたとき、起き上がるのがつらいほどの坐骨神経痛をよく感じる

☑ ＿＿＿＿個

自分で治すための痛み・

坐骨神経痛タイプⒷ

□太ももの外側や裏、ひざの外側や裏などの部位が、まるで縮んでいるような違和感があり、重だるい

□脚のだるさやしびれなどの症状は、姿勢によって変化する

□雲の上を歩いているかのようで、地面を踏みしめる感覚があまりない。または〝針の床〟の上を歩いているような感じになる

□足の裏に灼熱感があるときがある

□腰や脚が重くなったり痛くなったりして、歩けなくなることがある。しかし、前かがみになったり、イスに座ったりすると楽になり、再び歩ける

□正座して腰を反らすと、下半身にしびれが現れる

□冷えに敏感で、スーパーの冷凍食品売り場の前を通っただけでも、下半身の痛み・しびれ・違和感が増す

□夕方や天気が悪くなる前の低気圧のとき、下半身の痛み・しびれ・違和感が増す

☑ ＿＿＿個

&トラブルの特徴解説

あなたを悩ませている坐骨神経痛は、前ページのセルフチェックテストで該当するチェック項目が多いほうのタイプによるものと念頭に置きましょう。

まず、**坐骨神経痛タイプⒶ**にある内容は、「前かがみになったときに痛むタイプ」の腰痛を原因としてよく起こる症状を挙げています。代表的な疾患としては腰の椎間板ヘルニア（腰椎椎間板ヘルニア）があり、つまりは**腰が椎間板ヘルニアになっているため、お尻・太もも・ひざ下全体・足裏・指先などに不調が起こっている**と考えられます。

一方、**坐骨神経痛タイプⒷ**の内容は、「体を後ろに反らすと痛むタイプ」の腰痛が原因になって、よく起こる症状です。こちらの代表的な疾患としては脊柱管狭窄症があり、**腰椎後方の神経が通っている管（脊柱管）の内部スペースが狭まっているために、坐骨神経痛を招いている可能性が高い**ことになります。

ただし、実情として、ⒶかⒷのいずれかのタイプに100％属しているという人はほとんどいないと思います。あなたもおそらく、ⒶとⒷのそれぞれにつ

セルフチェックの診断結果

き、当てはまる項目が数個ずつあったことでしょう。
それはどういうことかと言うと、**坐骨神経痛の原因となっている腰痛自体、前かがみになったときに痛むタイプと、体を後ろに反らすと痛むタイプが混在している「ミックスタイプ」であるということです。**そこで結論としては、「Ⓐの要素が強いミックスタイプ」と「Ⓑの要素が強いミックスタイプ」の２タイプに大別されることになるわけです。

いずれにしても、セルフチェック全体で該当する項目が３個以上あれば、あなたの坐骨神経痛の原因は、腰周りの関節、お尻や太ももの筋肉などのトラブルにあるとみてほぼ間違いありません。となれば当然、坐骨神経痛を自分で治すためのストレッチで真っ先にターゲットにするのも、そうした関節や筋肉などになります。

それらストレッチの具体的な実践方法については、26〜27ページで詳しくお話ししていくことにしましょう。

坐骨神経の構造

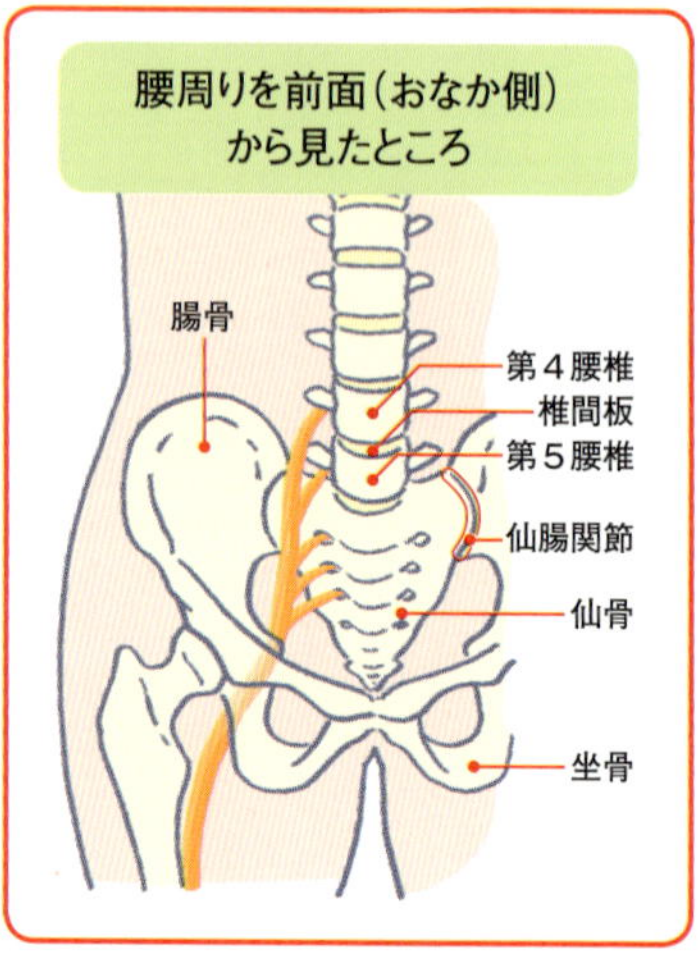

坐骨神経とは、腰椎と仙骨から出た末梢神経が、仙骨の前面（おなか側）で合流しながら**仙腸関節付近を通って後面（背中側）に回り、お尻〜坐骨のあたりで太い神経になったものです。**坐骨のあたりでは直径約１cm、さらに最も太い部分では直径約２cmにもなると言われ、人体で最大の直径と長さを備えた神経であり、脚の感覚や動きを支配している神経です。

その坐骨神経は、左右に一対ずつあり、お尻〜太ももの裏を通り、ひざ裏周辺で総腓骨《そうひこつ》神経と脛骨《けいこつ》神経に分かれて、前者は主に足の甲側から指先へ、後者は足の裏側から指先へ向かって延びています（25ページ上の図参照）。

坐骨神経痛は、このような坐骨神経の“通り道”の中で、神経が圧迫されるなどの刺激を受けることで、痛み・しびれ・重だるさ・違和感などが現れるものです。

ひと目でわかる！ 痛み

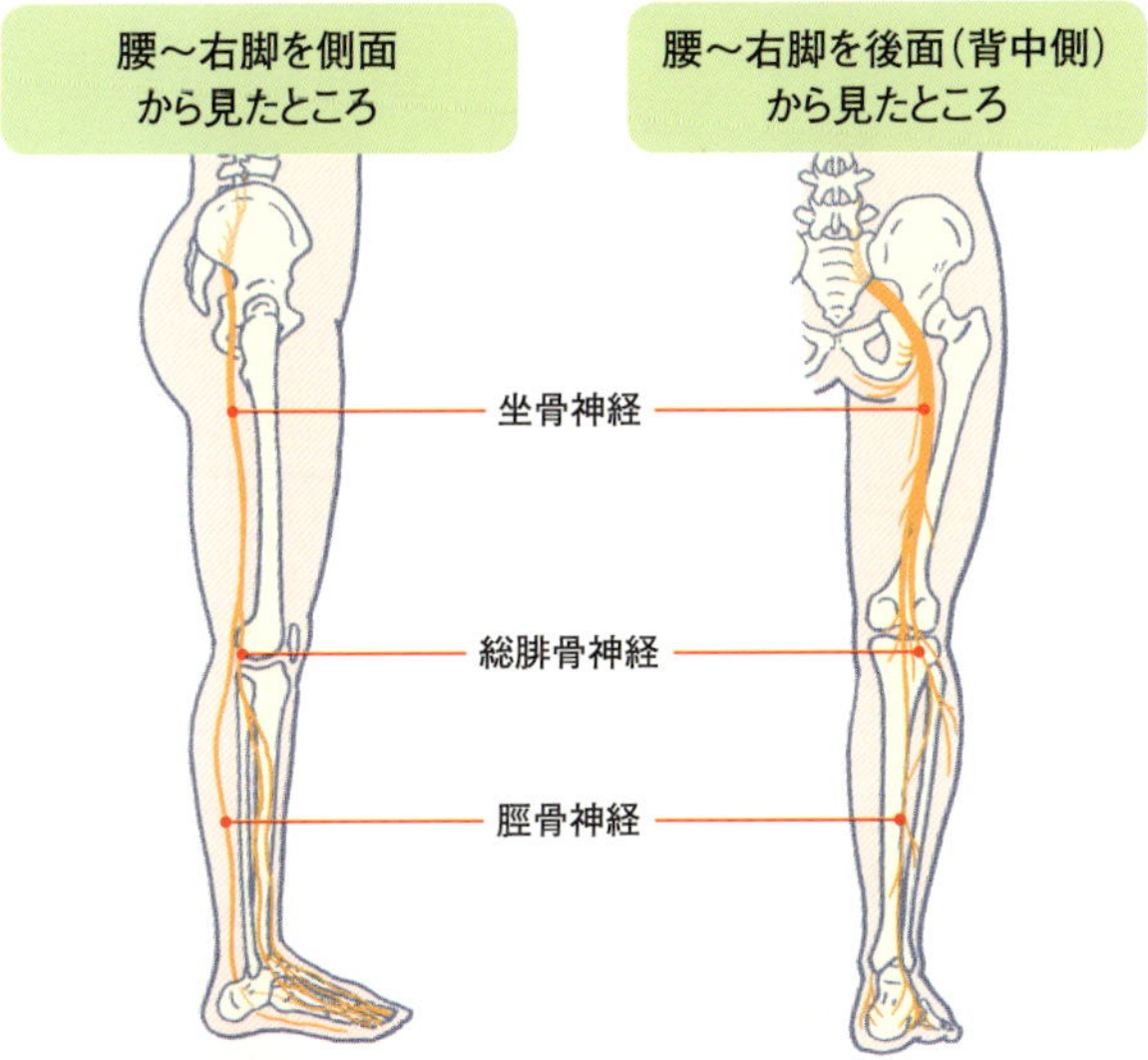

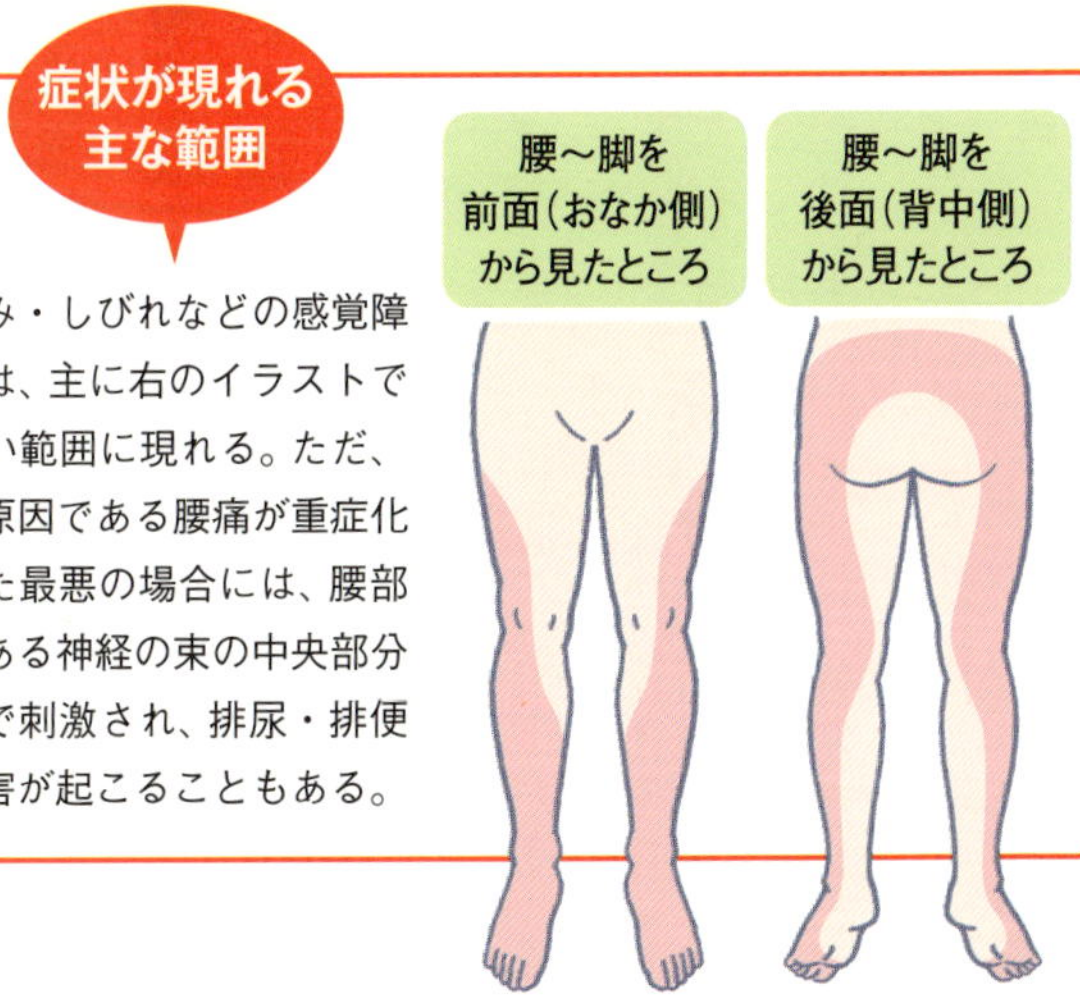

痛み・しびれなどの感覚障害は、主に右のイラストで赤い範囲に現れる。ただ、主原因である腰痛が重症化した最悪の場合には、腰部にある神経の束の中央部分まで刺激され、排尿・排便障害が起こることもある。

ストレッチをしよう！

本書の核である「坐骨神経痛を解消・改善に導くストレッチ」を実践するうえで皆さんそれぞれが最大限の効果を得るには、ちょっとしたコツがあります。

30〜48ページには坐骨神経痛の解消に有効なストレッチを10種類ご紹介していますが、これらすべてを実生活の中で毎日行うのが難しいことは、私もよくわかっています。

ですから、セルフチェックでわかった「自分の坐骨神経痛タイプ」をもとに、ほんとうに必要なものから少しずつでも試し始めていくのがいいでしょう。

具体的には、坐骨神経痛タイプⒶ坐骨神経痛タイプⒷ**のいずれのかたも、まずは「基本のストレッチ」3種類**（30〜35ページ参照）**から始めていただきたい**と思います。

これら3種類のストレッチを行えば、Ⓐタイプや Ⓑタイプはもちろん、両者の要素が混在している「ミックスタイプ」も含めて、すべての痛み・しびれに

自分の痛み・しびれに合った

対するベーシックなセルフケアができるのです。

また、36〜43ページにかけて、Ⓐ Ⓑそれぞれのタイプに特に適したストレッチを2種類ずつご紹介しているのですが、**こちらはセルフチェックでわかった自分の坐骨神経痛タイプに合ったものを優先的に行う**ようにしてください。

つまり、「基本のストレッチ」3種類をベースにし、自分の坐骨神経痛タイプに則したストレッチをプラスして行うというわけです。

さらに、痛みやしびれが特にひどいときの特効ストレッチも、3種類用意しています（44〜48ページ参照）。

こちらについては、不快な症状が〝今まさに現れている部位〟によってチョイスできるようになっていますから、そのときどきに最適なものを実践しましょう。これだけで、お尻、太ももの裏や外側、ひざ下の痛み・しびれが、その場ですーっと引いてくるはずです。

酒井式

痛み・しびれ解消ストレッチのルール

それではいよいよ、坐骨神経痛の痛み・しびれ・重だるさなどの解消に著効を示すストレッチを、順にご紹介していきましょう。

それらはすべて、トラブルの発生原因を取り除くメカニズムが、効率的に働くものばかりです。例えば、テニスボールを使って行うストレッチは、私が治療院で長年行い、患者さんの99％に効果のあった「関節包内矯正」という治療法をもとに、誰もが簡単に実践できるよう改良したものです。

実際に行えば、いい変化を感じ取れるはずですから、簡単で合理的なストレッチをぜひ試してみてください。

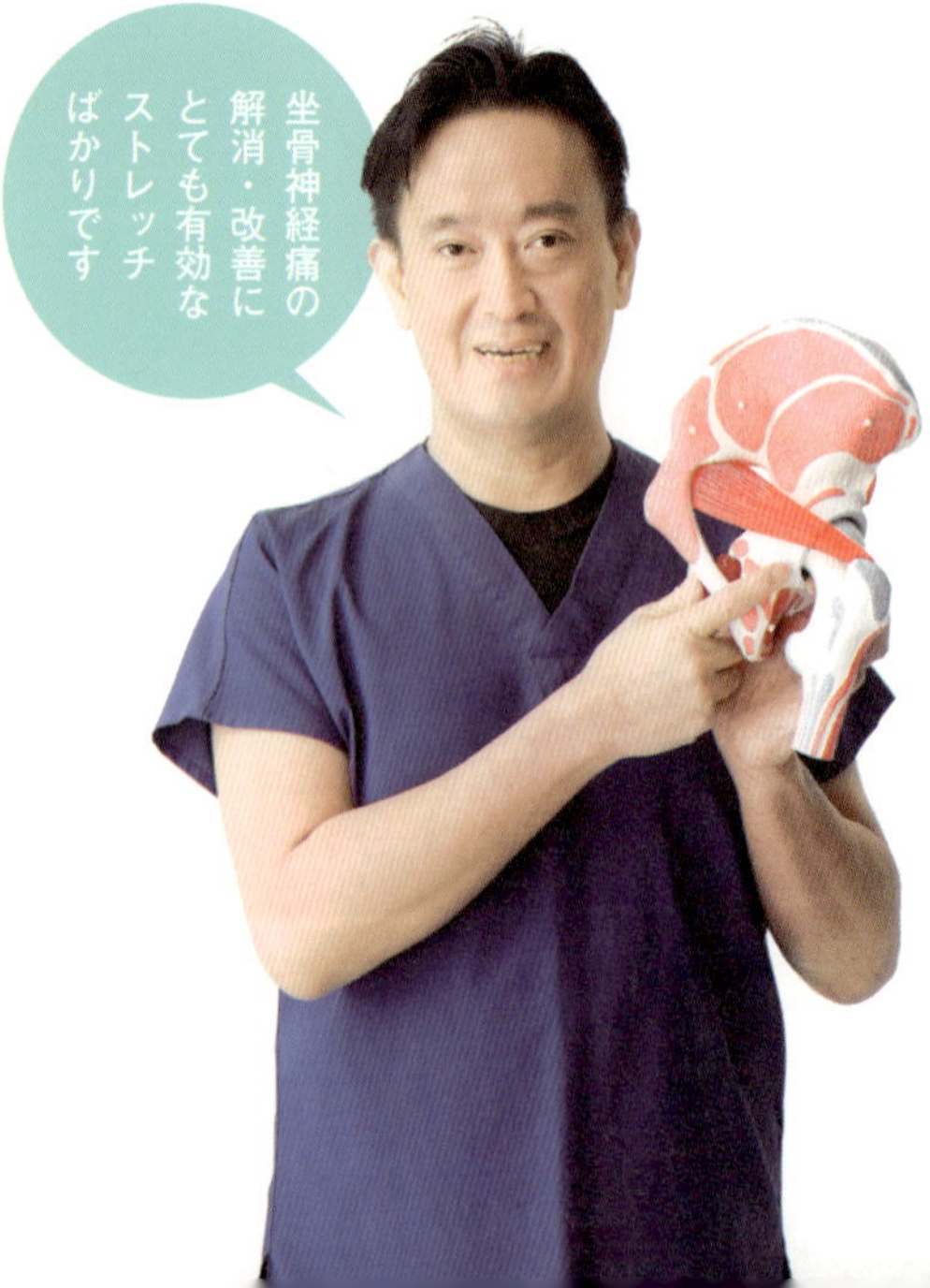
坐骨神経痛の
解消・改善に
とても有効な
ストレッチ
ばかりです

ポイント 1

基本のストレッチ3種類（30～35ページ）とセルフチェックでわかった坐骨神経痛タイプに合わせたストレッチを実践

ポイント 2

床で行うストレッチは、フローリングやたたみなど、硬めで平らな床の上で行う

ポイント 3

「イタ気持ちいい」と感じるくらいの加減で行うようにする

ポイント 4

できるだけ毎日実践し、明確な効果が現れやすい3週間後まで続けてみる

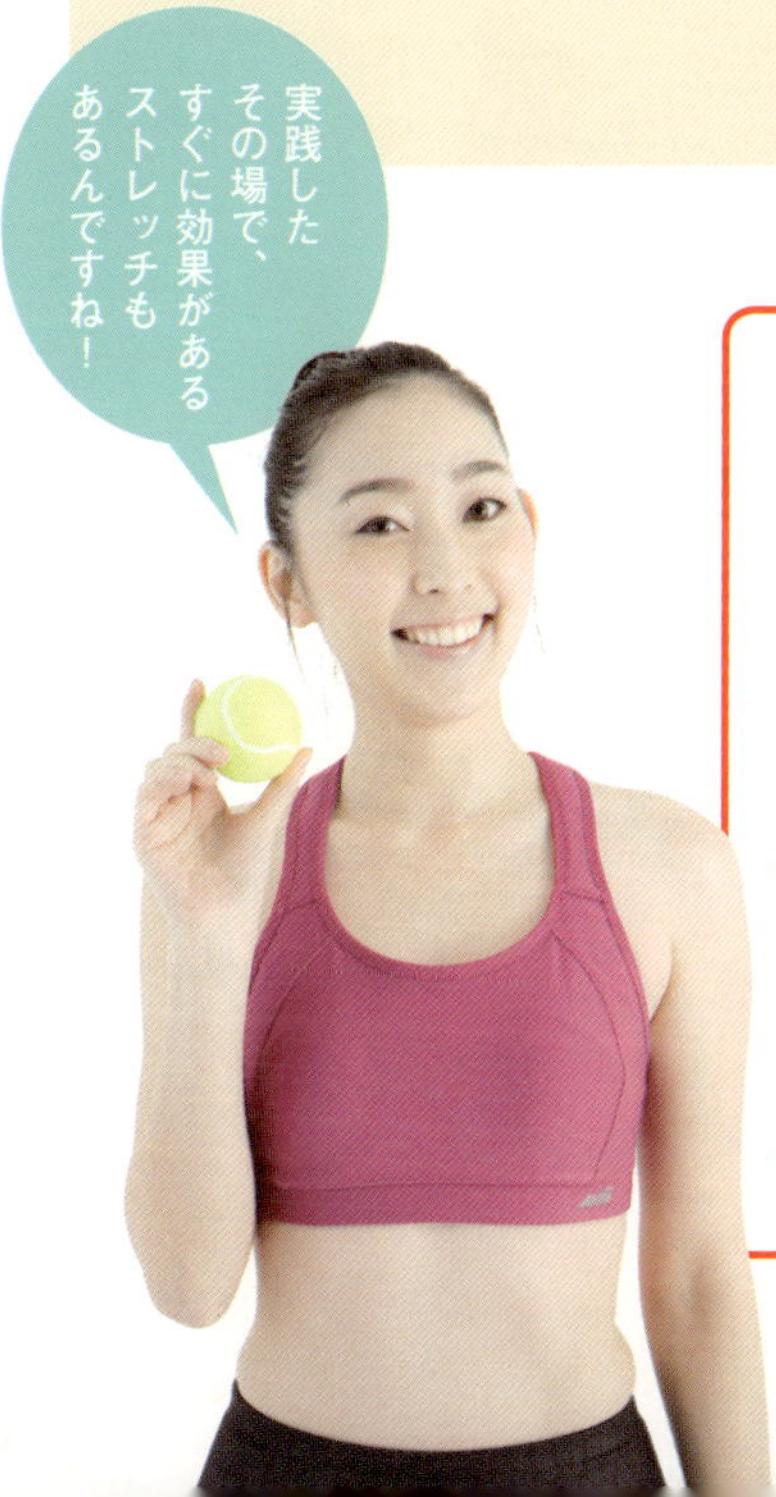
実践したその場で、すぐに効果があるストレッチもあるんですね！

用意するもの

硬式のテニスボール

ボール2個を使うストレッチ、3個を使うストレッチがあるので、必要な数を用意する。

ボール2個をぴったりくっ付け、ガムテープなどを巻いて固定したもの

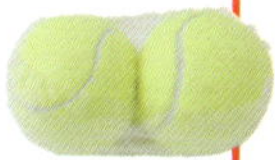

➡ 30ページで使用

ボール3個を三角形の状態でぴったりくっ付け、ガムテープなどを巻いて固定したもの

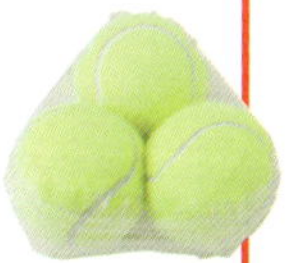

➡ 44ページで使用

すべての
痛み・しびれに
おすすめ

基本の
ストレッチ
1

仙腸関節ストレッチ

坐骨神経痛の根本原因である腰のトラブル対策として、非常に固まりやすい仙腸関節に最適なケアを施します。

1
まずは“目印”の尾骨を確認

お尻の割れ目の上の出っ張った部分＝「尾骨」を探し、そこに握りこぶしを当てておく。

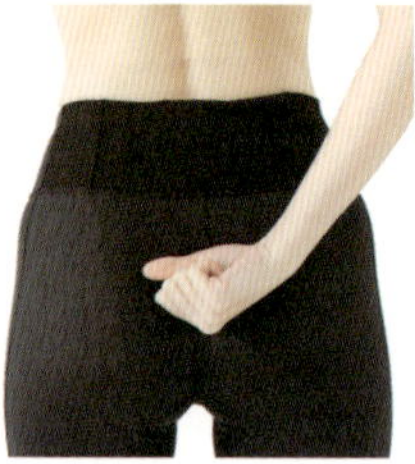

2
握りこぶしの上にテニスボールを乗せる

握りこぶしの上の位置＝「仙腸関節」に、あらかじめ用意しておいた２個のテニスボールを左右中央にくるように乗せる。

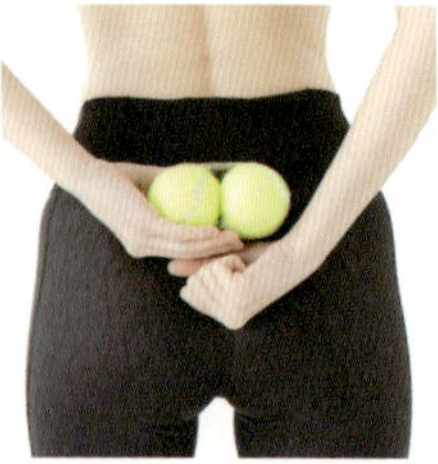

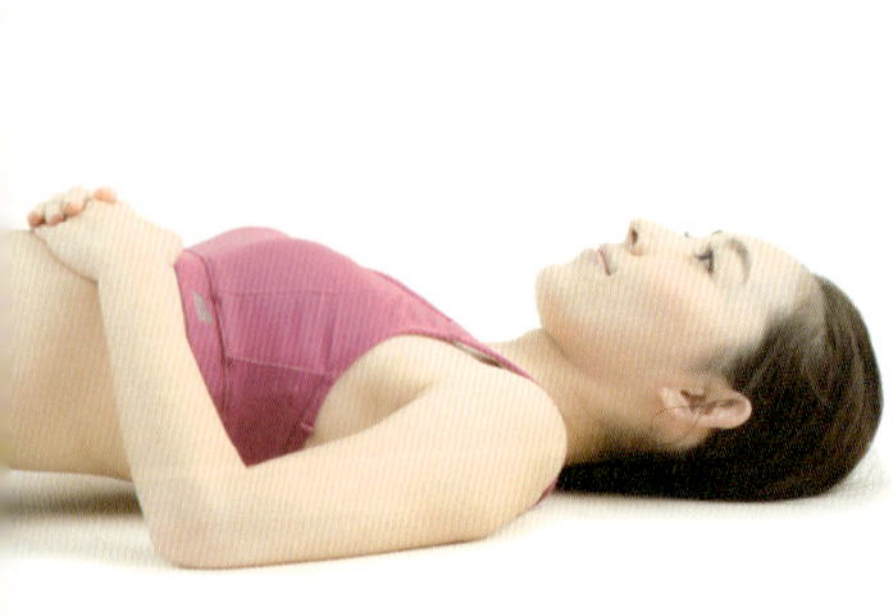

3

仙腸関節へのボールのセット完了

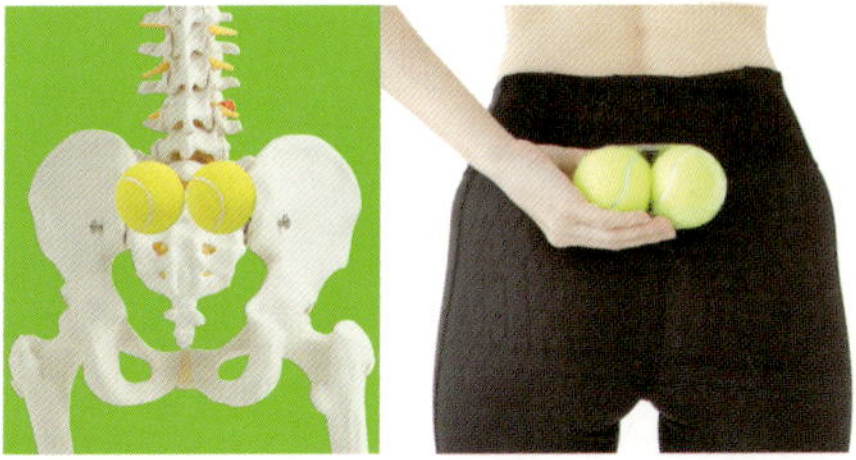

テニスボールの位置はそのままで、握りこぶしだけを外す。これで、仙腸関節へのボールのセット完了。

4

1〜3分間、仰向けに寝る

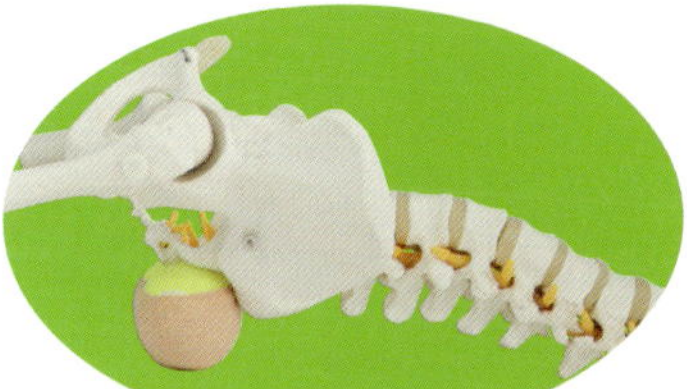

テニスボールの位置がズレないように注意しながら仰向けに寝て、その体勢を1〜3分間キープ。回数の目安は、1日1〜3回。

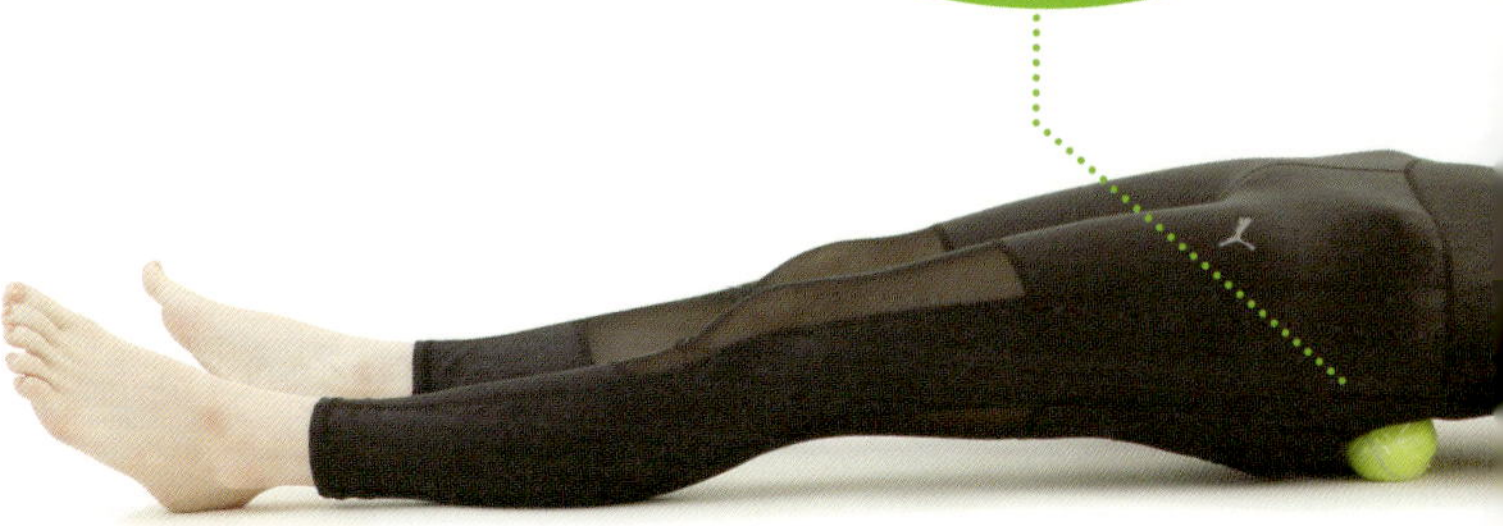

すべての
痛み・しびれに
おすすめ

基本の
ストレッチ
2

おっとせい体操

腰椎の前方にかかっていた負荷を分散し、
ヘルニアのリスクを軽減！
神経圧迫の度合いも改善させて
痛み・しびれを解消に導きます。

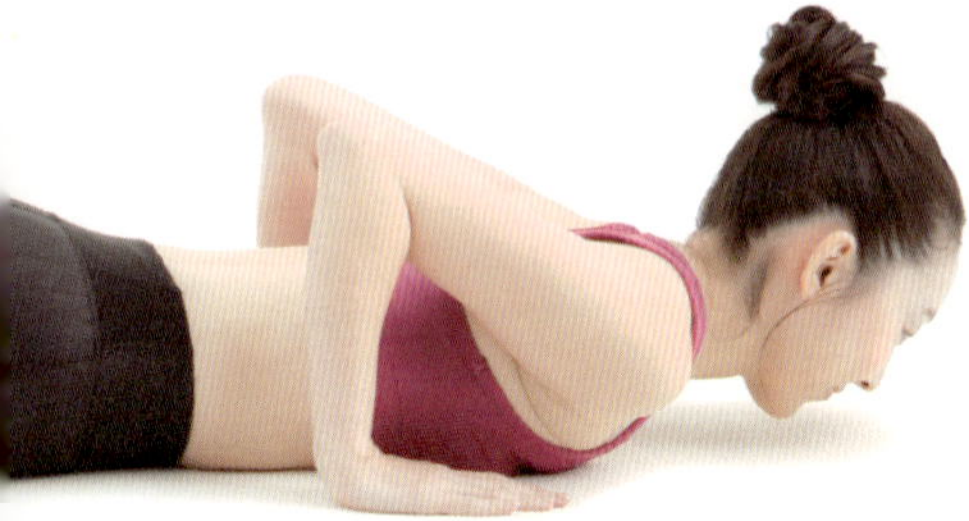

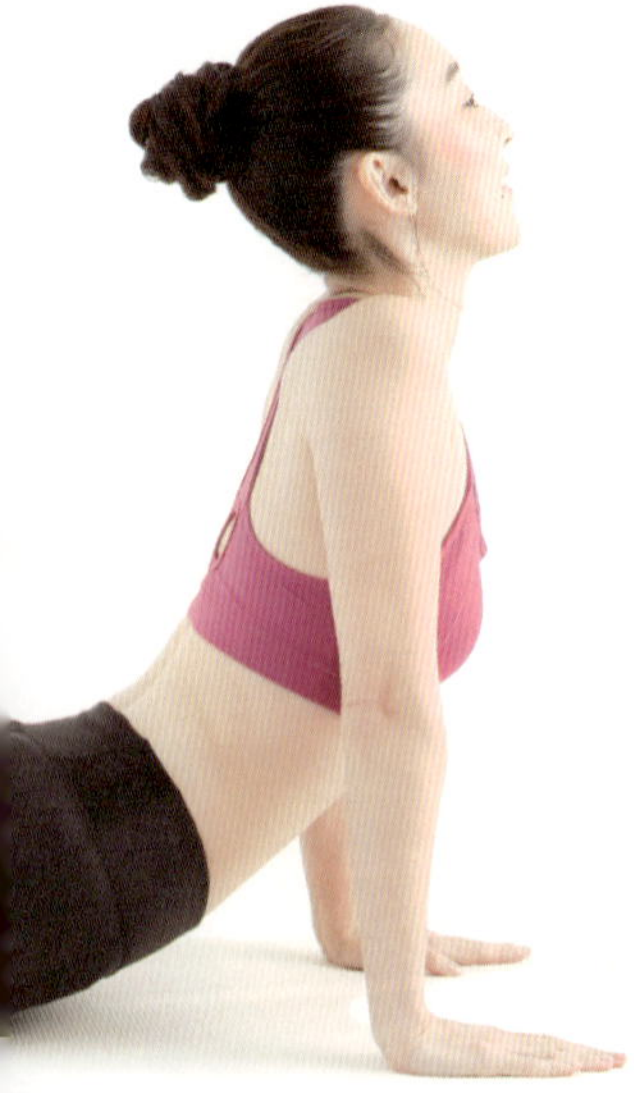

1 うつ伏せになって、床に手のひらをつける

うつ伏せになり、首の横〜胸のあたりの横の位置に両手のひらを床につけ、ゆっくり大きく息を吸う。

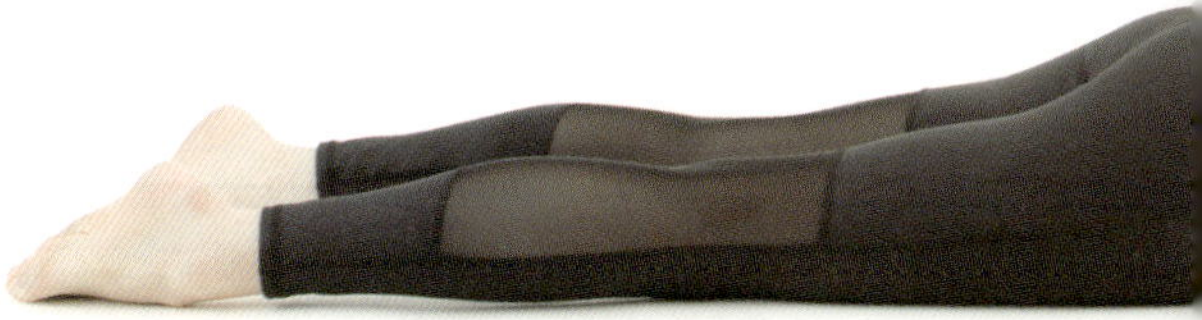

2 腕を伸ばして腰〜背中を反る

息を吐きながら、ゆっくり腕を伸ばして上体を起こす。おへそが床から離れるぐらいまでできれば理想的。その状態を１〜３分間キープ。回数の目安は、１日１〜３回。できるだけ胸を張り、背すじを伸ばすイメージで行うと効果的。

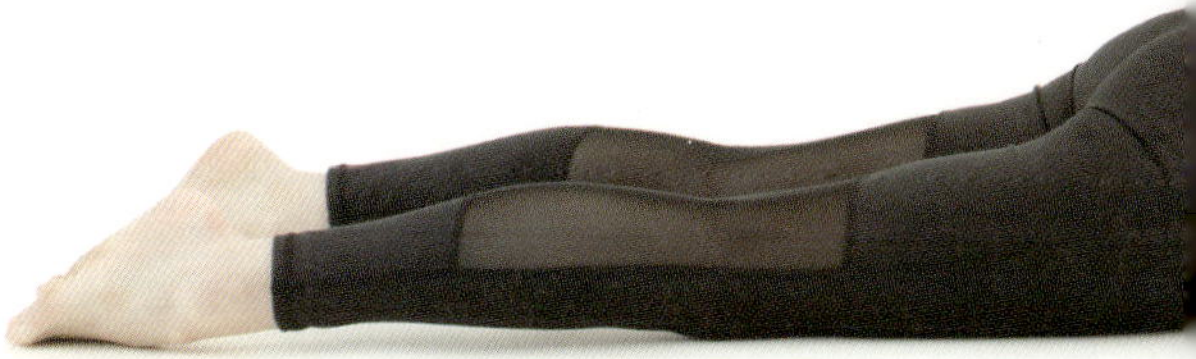

すべての
痛み・しびれに
おすすめ

基本の
ストレッチ
3

ひざ抱え体操

狭くなった脊柱管のスペースを広げ、
神経圧迫を緩和させる効果大。
背骨を支える筋肉も活性化して、
腰椎の柔軟性まで向上！

1 仰向けになって、両ひざを立てる

仰向けになり、両ひざをそろえながら軽く立てる。

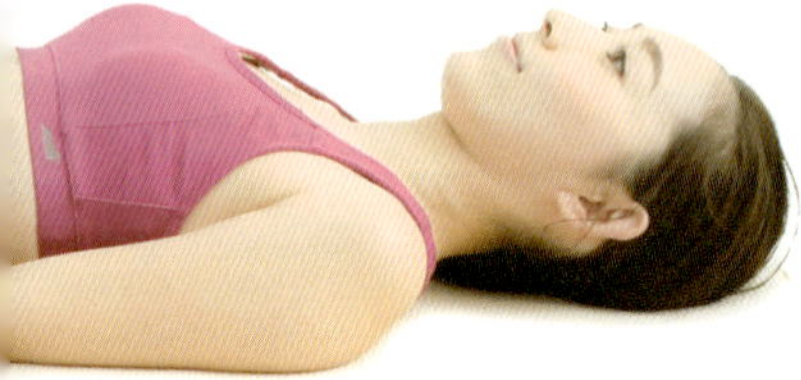

2 両ひざを抱えて、腰を丸める

両手をひざに当ててゆっくり大きく息を吸い、息を吐きながら両ひざを抱えるようにして腰を丸める。その状態を１～３分間キープ。回数の目安は、1日1～３回。背中～腰を弓なりに丸めるイメージで行うと効果的。

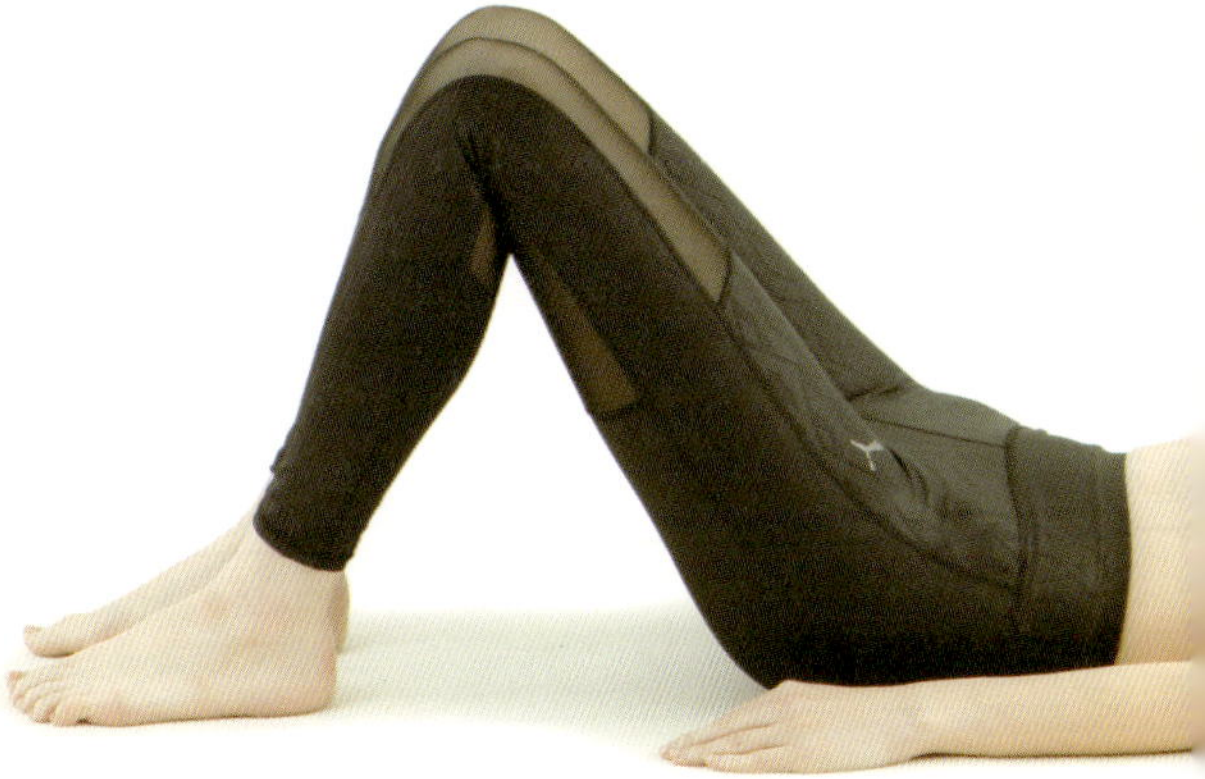

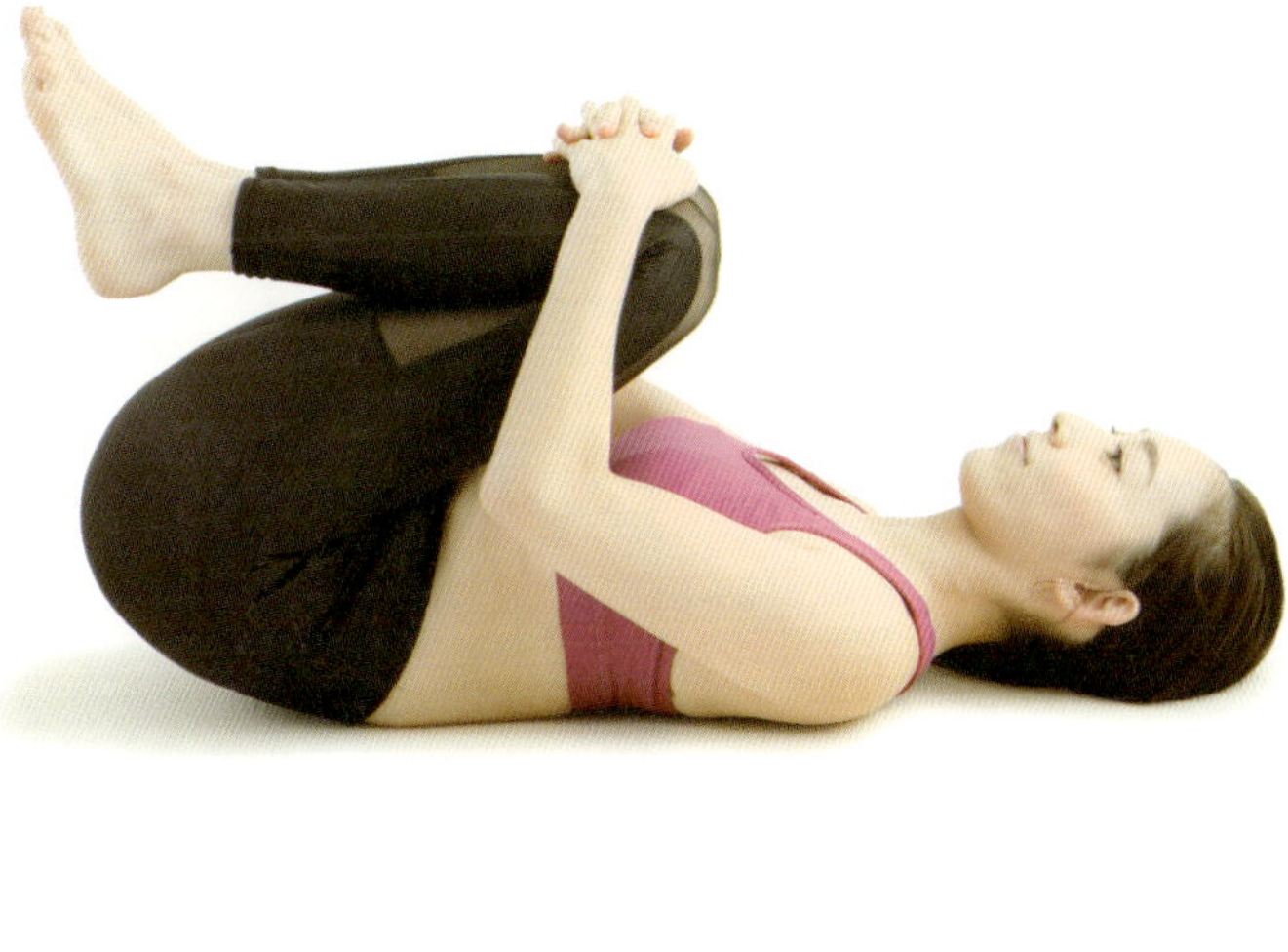

Ⓐタイプの痛み・しびれにおすすめ

腰椎前方の隙間を広げるストレッチ

テーブルで腰反らし体操

体重と重力を最大限に利用して、椎間板ヘルニアからくる痛みやしびれの解消に効果を発揮。〝隙間時間〟にこまめに行って！

1 テーブルに両手のひらをつく

テーブルの正面に立ち、肩幅ぐらいに開いた両手のひらをテーブルにつく。

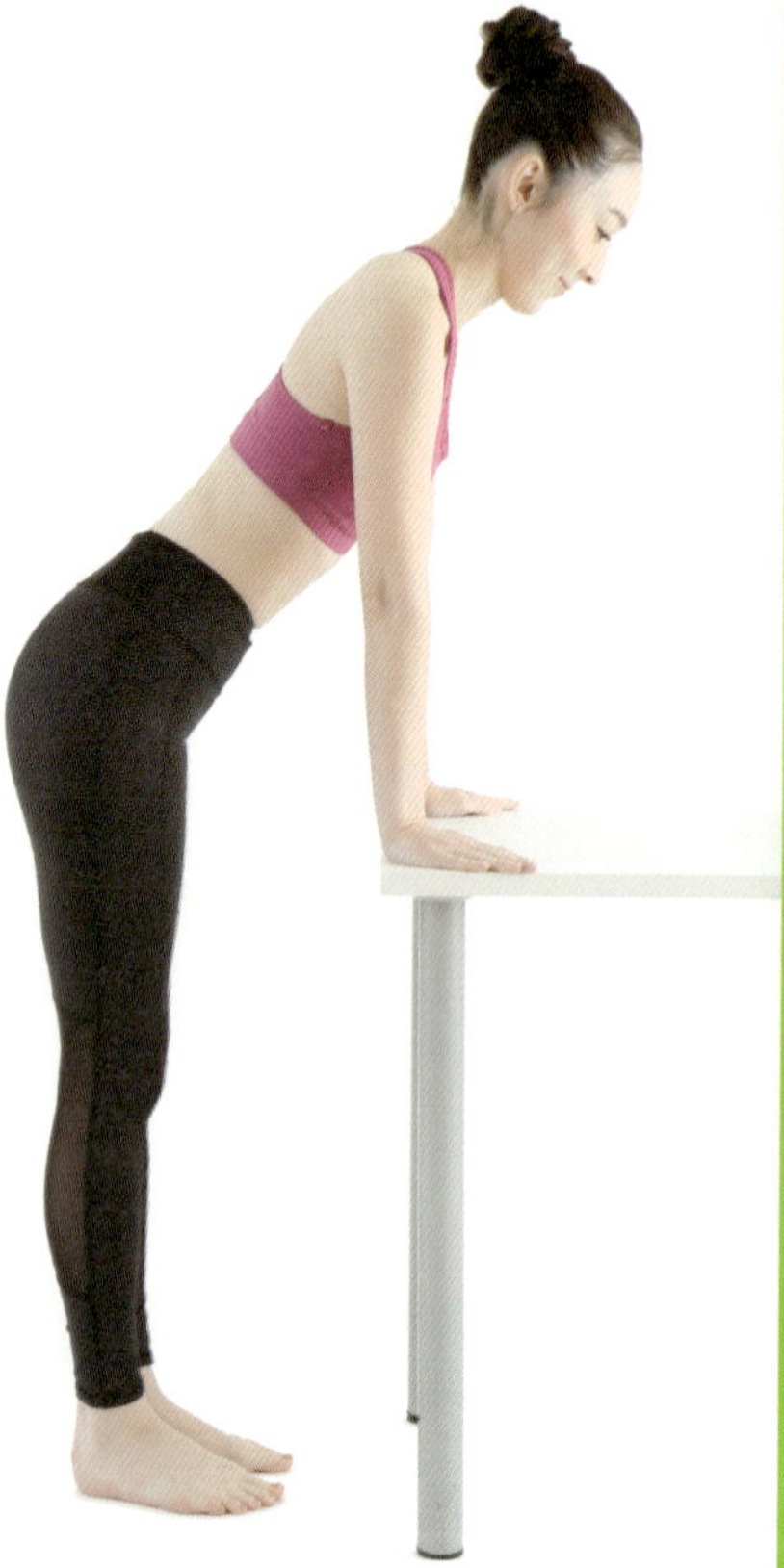

2 両脚の力を抜いて、腰を反らす

両腕で体重を支えながら、両脚の力を抜いて腰を反らす。その状態を１～３分間キープ。回数の目安は、１日１～３回。おなかの前面をできるだけ引き伸ばすイメージで行うと効果的。

NG

両脚に入っていた力は必ず抜くこと！

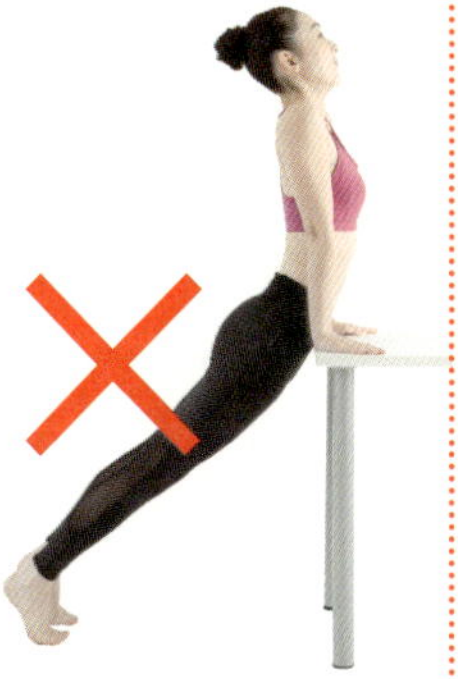

両脚に力を入れて突っ張った状態で行うのは、ＮＧの体勢。その体勢で行っても、この体操のせっかくのメリットが得られないので要注意。

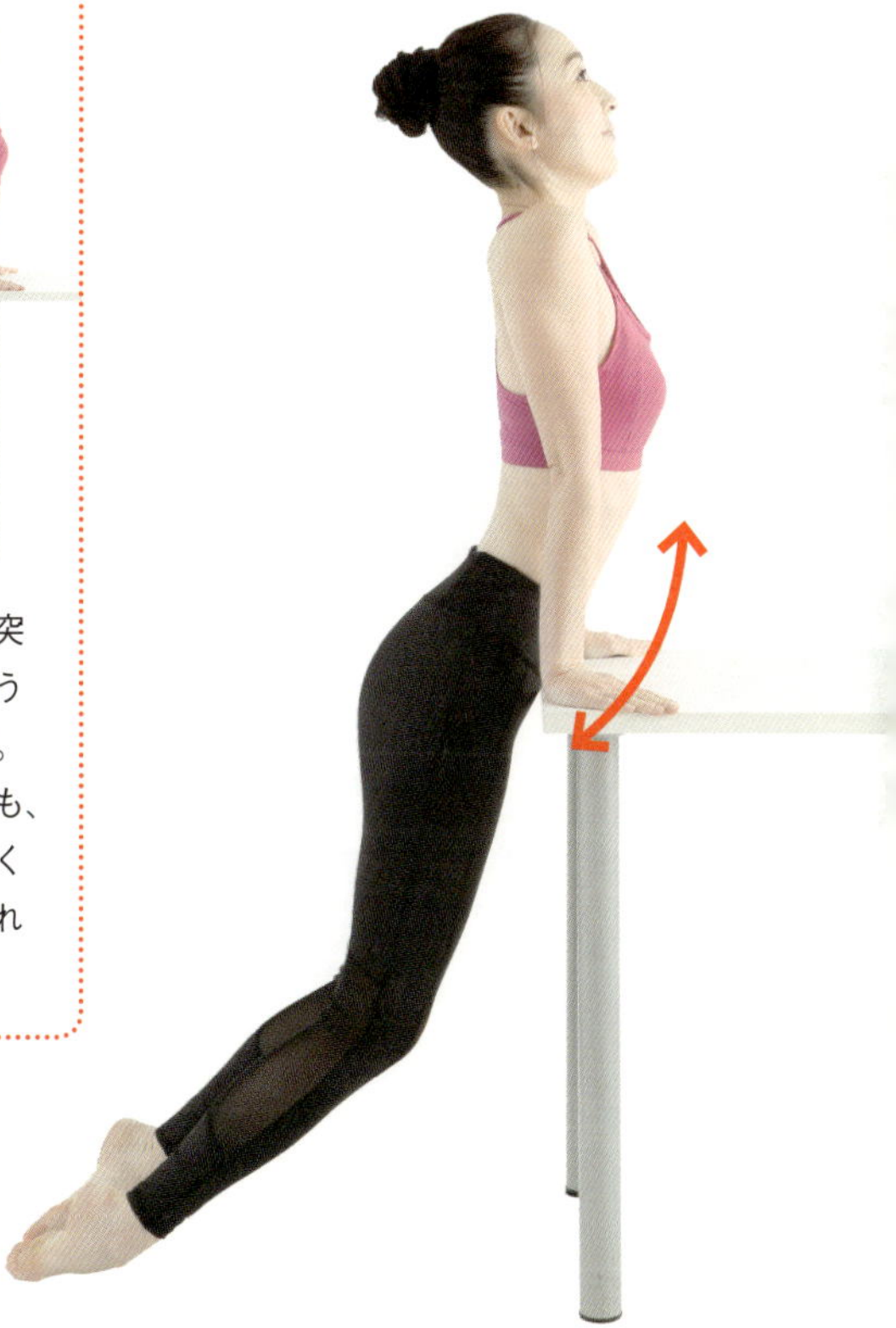

※最大の効果を得るため、写真では足を少し浮かせています。体力に自信のないかたは、両方の足の裏を床に着け、立ったままで行ってください。

Ⓐタイプ
の痛み・しびれに
おすすめ

腰椎の不自然な
ねじれを矯正する
ストレッチ

腰ひねりストレッチ

〝苦手な動きと体勢〟をあえて繰り返すことで、背骨の動きはスムーズに。神経に触れるヘルニア部分を自然と引っ込める作用も！

1 脚を組んで、イスに座る

イスに浅めに座り、痛みやしびれがあるほうの脚を上にして、脚を組む(写真は左側に痛み・しびれがある場合)。

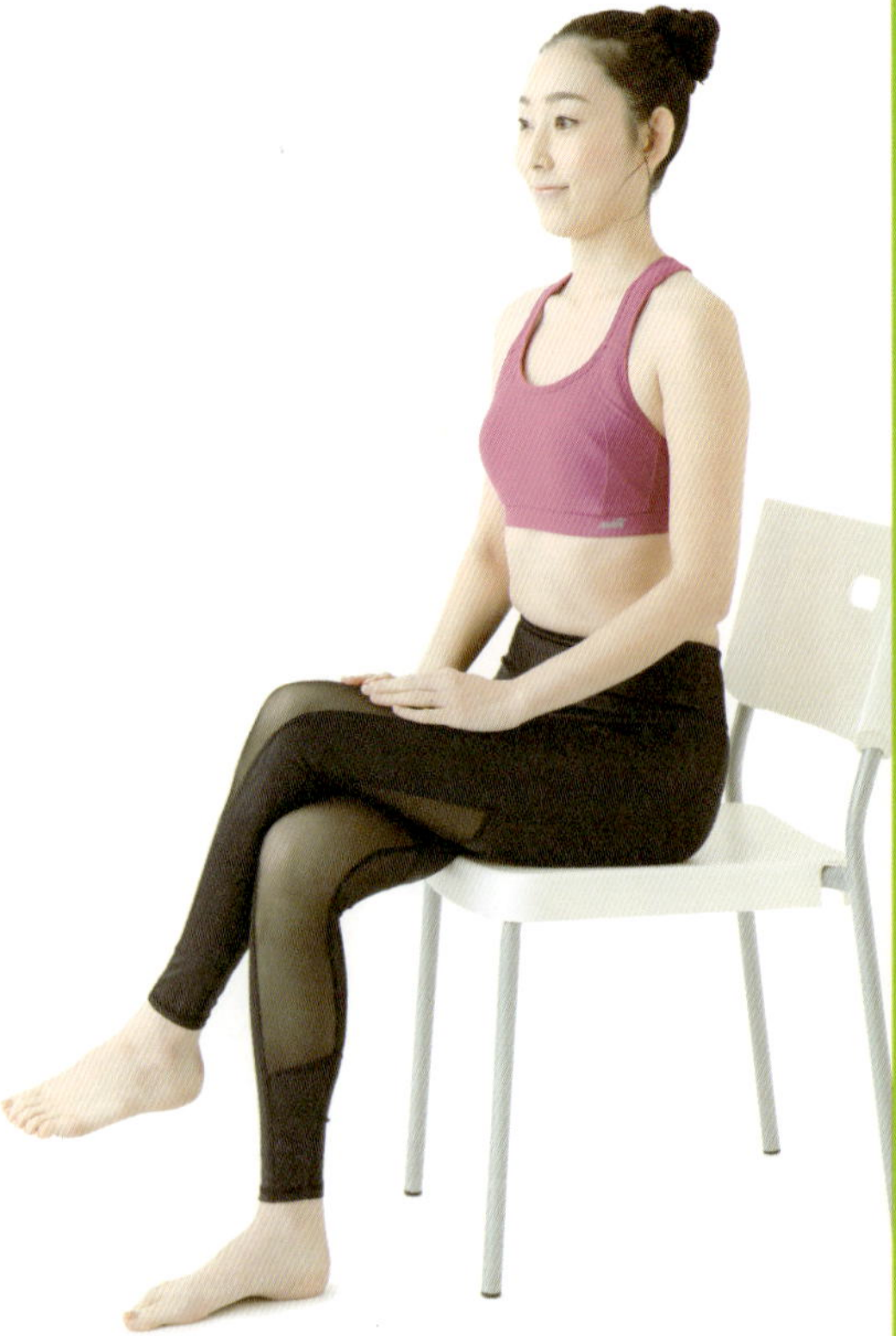

2 腰〜上半身を後方へ回旋させる

上にある脚のひざに、反対側の腕のひじをかけ、もう一方の手のひらでイスの背もたれをつかみつつ、痛み・しびれがあるほうの後方へ腰〜上半身を回旋させる。その状態を１〜３分間キープ。回数の目安は、１日１〜３回。腕や脚には力を入れず、腰椎を後方へしっかり回すイメージで行うと効果的。

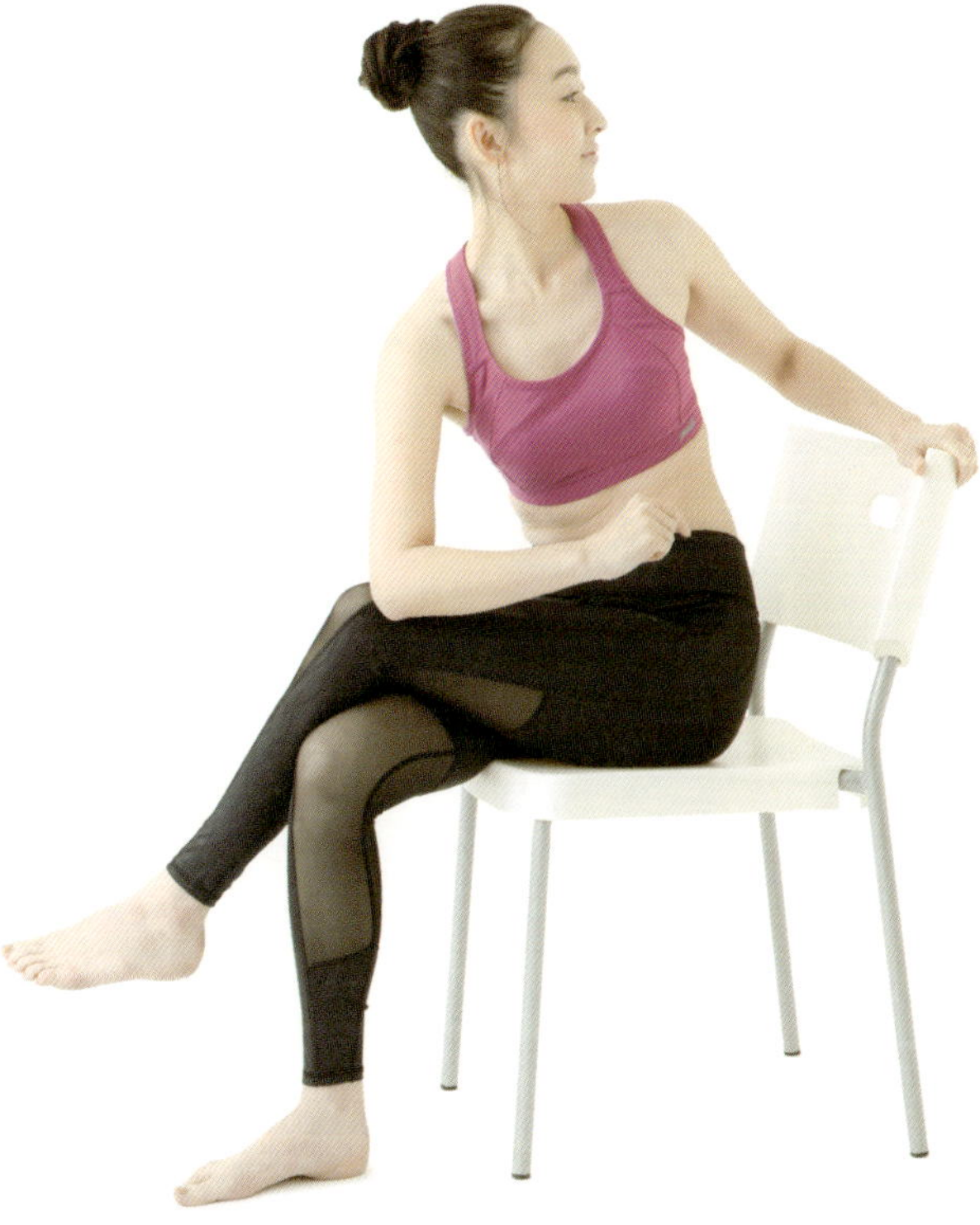

Ⓑタイプ
の痛み・しびれに
おすすめ

腰椎後方の
隙間を広げる
ストレッチ

テーブルで腰丸め体操

Bタイプ特有の「腰椎後方のスペースが狭まった状態」を、いつでもどこでも効果的に矯正できる著効体操。これで神経への刺激をストップ!

1 テーブルに両手のひらをつく

テーブルの正面に立ち、肩幅ぐらいに開いた両手のひらをテーブルにつく。

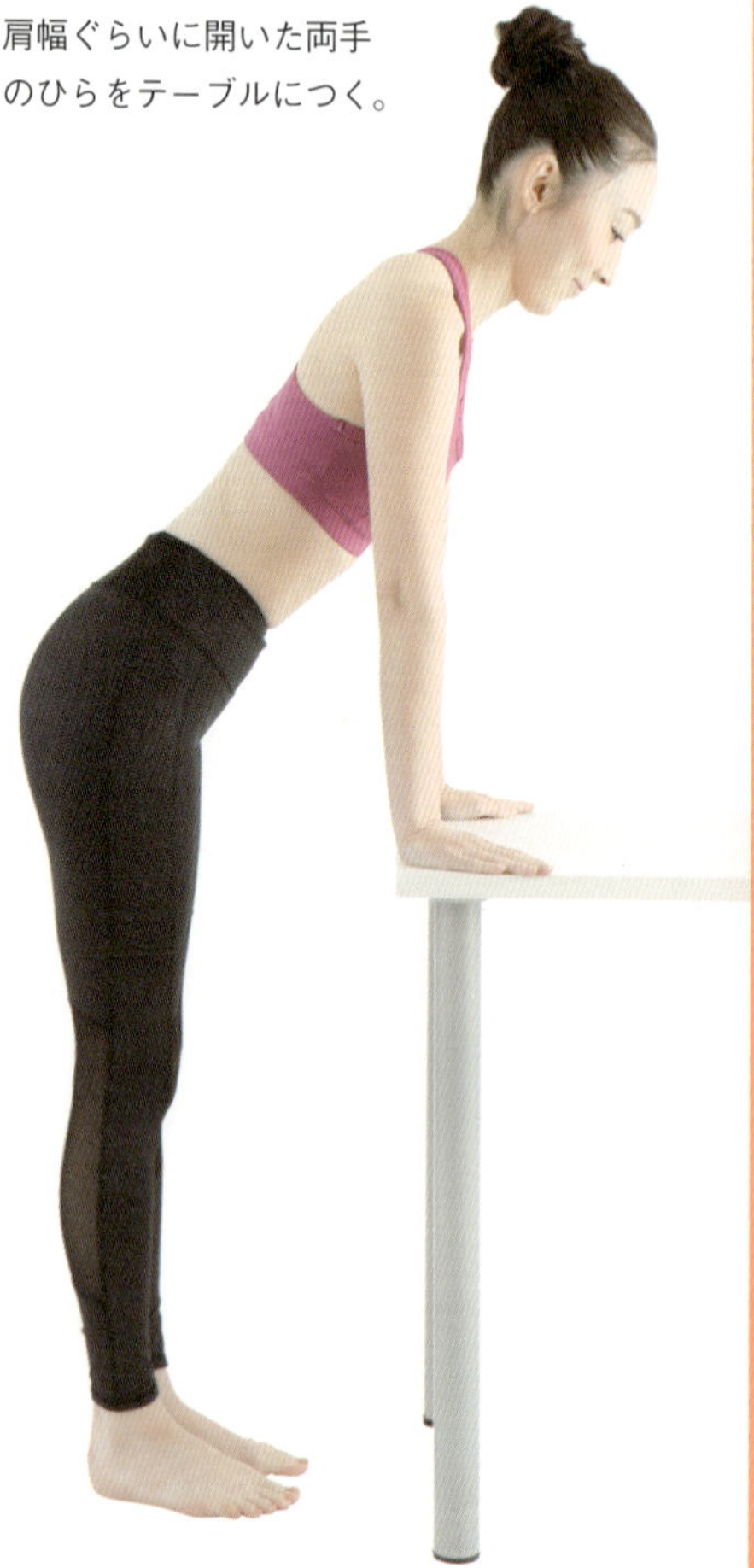

2 両脚の力を抜いて、腰を丸める

両腕で体重を支えながら、両脚の力を抜いて腰を丸める。その状態を1～3分間キープ。回数の目安は、1日1～3回。背中の下～腰をできるだけ丸くするイメージで行うと効果的。

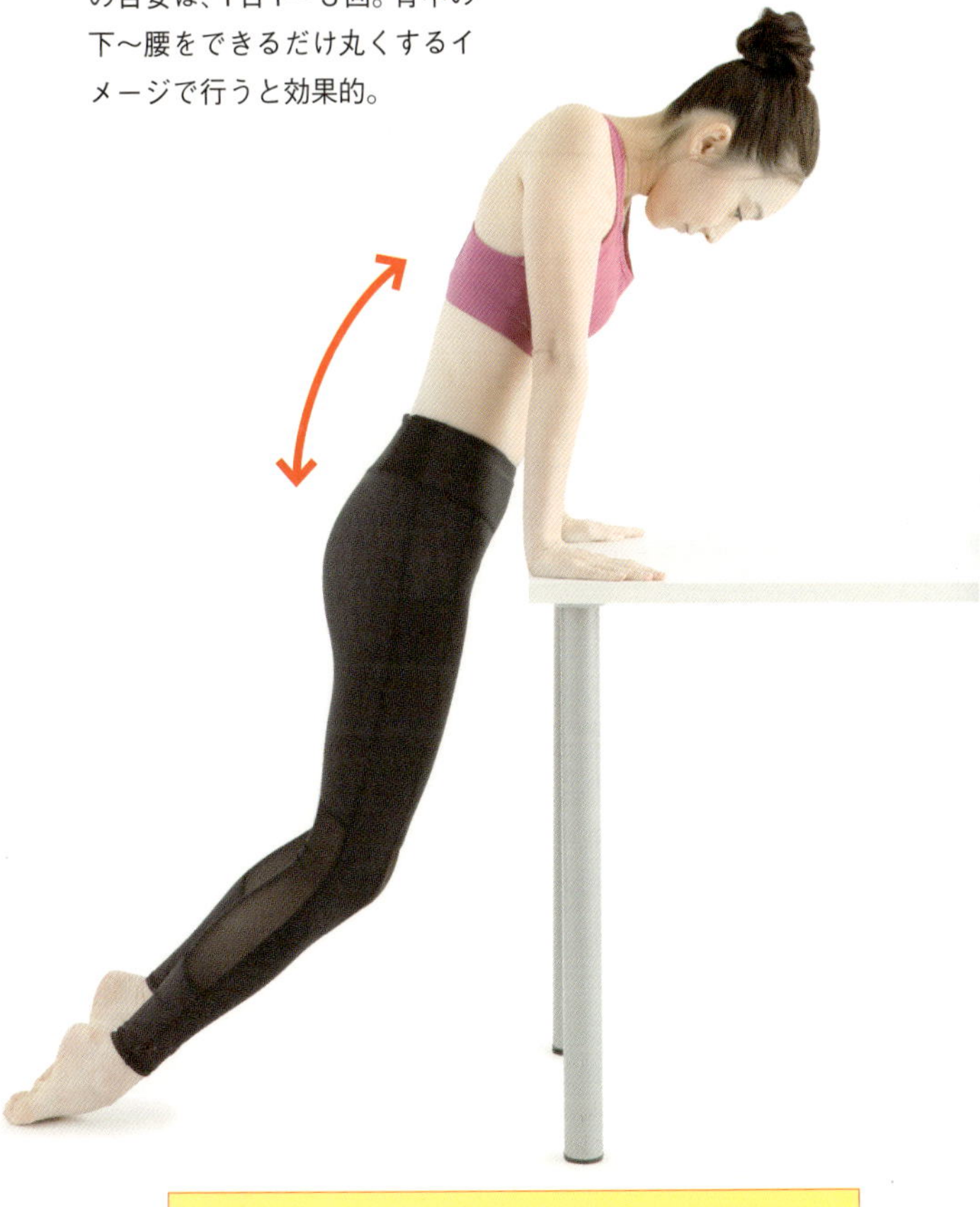

※最大の効果を得るため、写真では足を少し浮かせています。体力に自信のないかたは、両方の足の裏を床に着け、立ったままで行ってください。

Ⓑタイプの痛み・しびれにおすすめ

太ももの外側を
適切に刺激して
痛み・しびれ撃退

太もも伸ばしストレッチ

太ももの外側からふくらはぎまでの筋肉をリフレッシュするには最適。血液・神経の流れを改善させて、不快な症状を撃退！

1 片脚を外に開いて、イスに乗せる

痛みやしびれがあるほうの脚を、外側に回旋させた状態でイスの上に乗せる（写真は右側に痛み・しびれがある場合）。

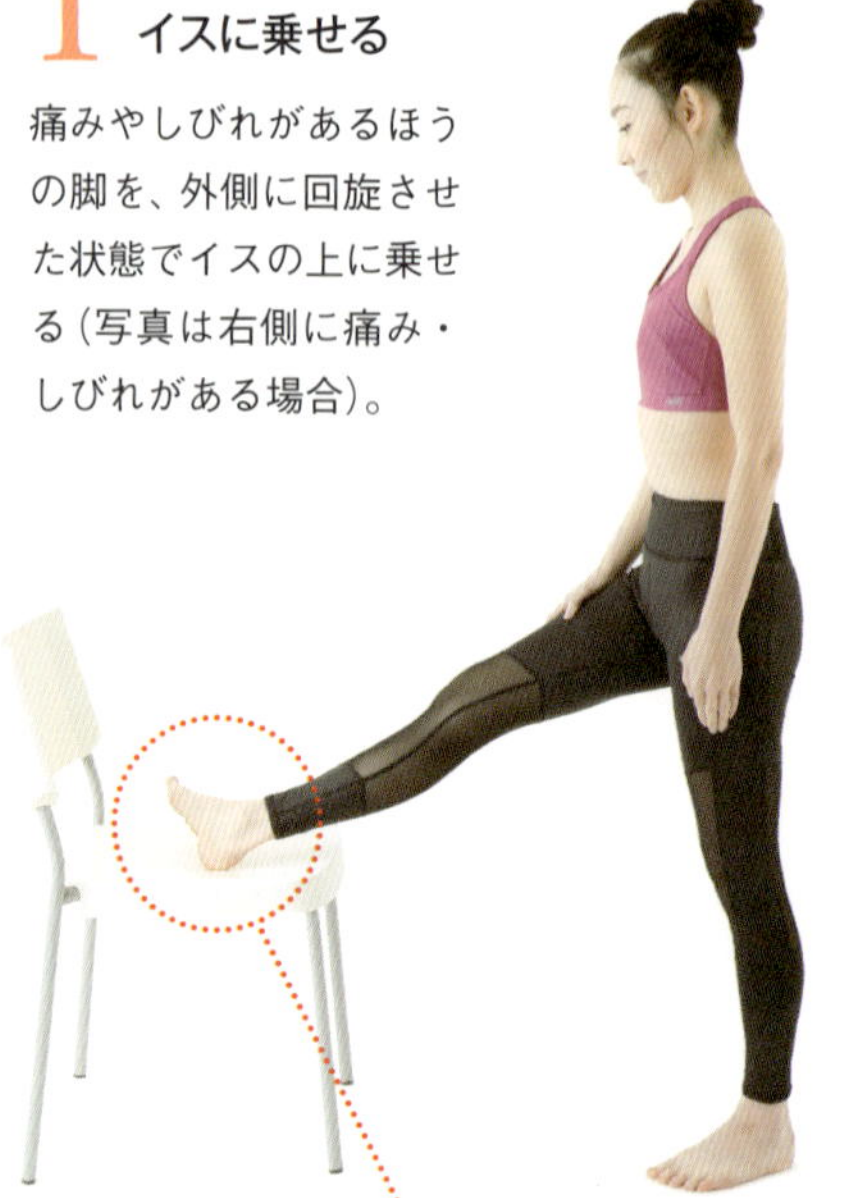

ポイント 脚は外側に開いて行うこと！

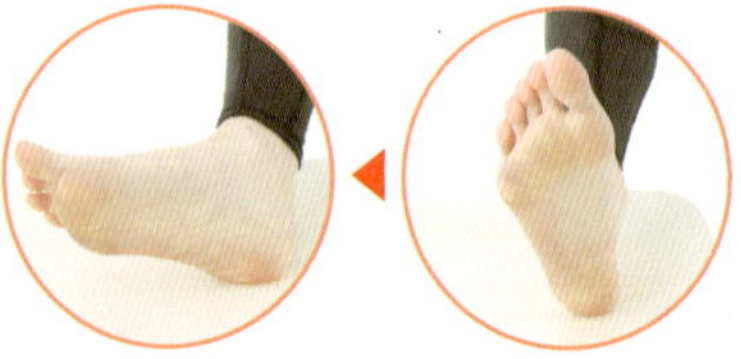

ストレッチを行う際は、必ず脚を外側に開いて行うこと。そうすれば、手の位置は自然と適切な位置に当てやすく、肝心な太もも外側を伸ばしやすくなります。

2 ひざの上を押し、太もも外側を伸ばす

イスに乗せた脚の、ひざの少し上の内側の位置に両手のひらを当て、体重を利用しながらぐーっと押す。その状態を1～3分間キープ。回数の目安は、1日1～3回。太ももの外側～お尻にかけての範囲を伸ばすイメージで行うと効果的。

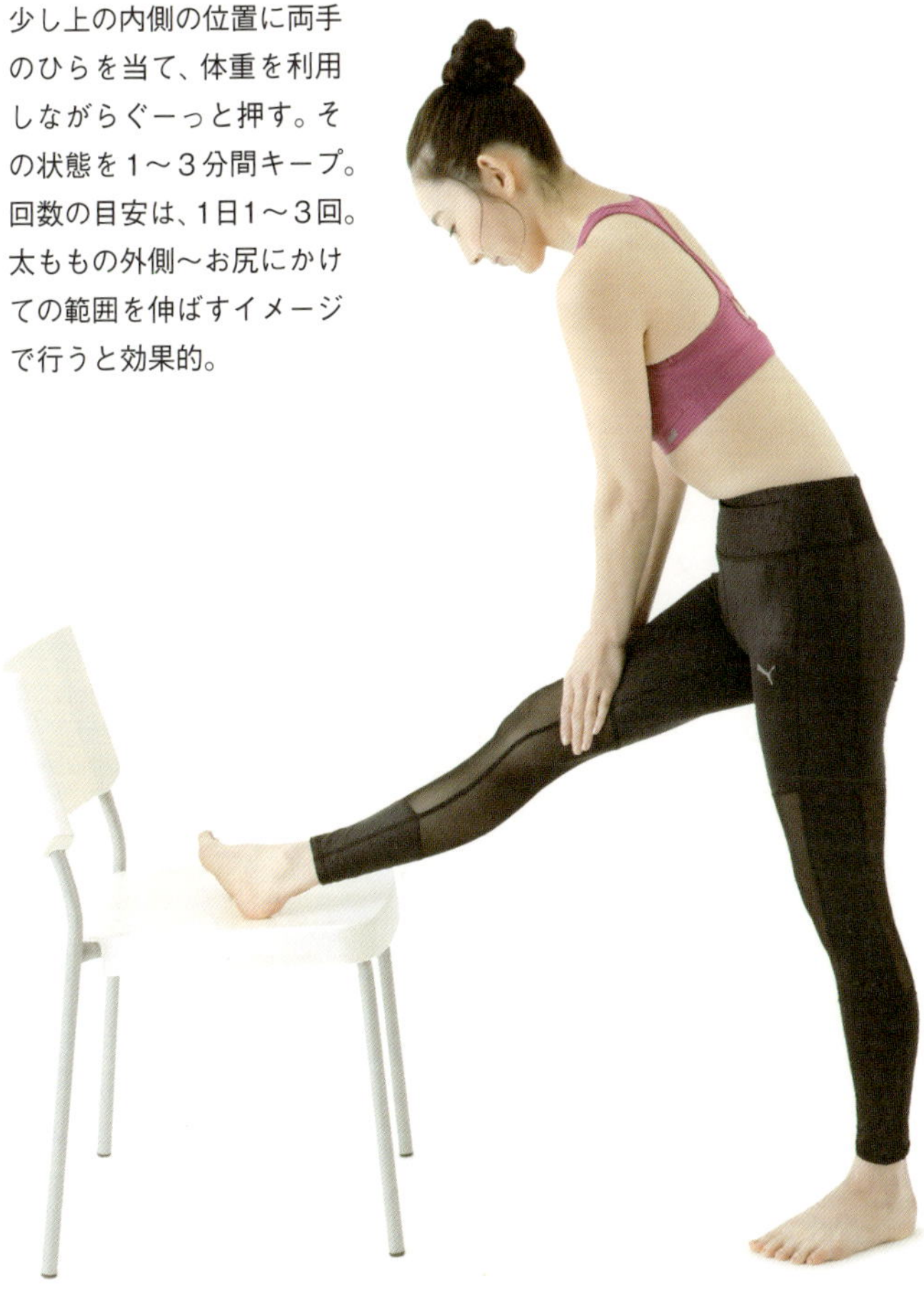

痛み・しびれが
特にひどいときに
おすすめ❶

お尻への
特効
ストレッチ

お尻ストレッチ

固くなりがちなお尻の筋肉や靭帯を適切なポイントで刺激し、柔軟にすることで、神経や血管にかかっていた圧迫を見事解消できるストレッチです！

1　最初に"目印"の腸骨を確認

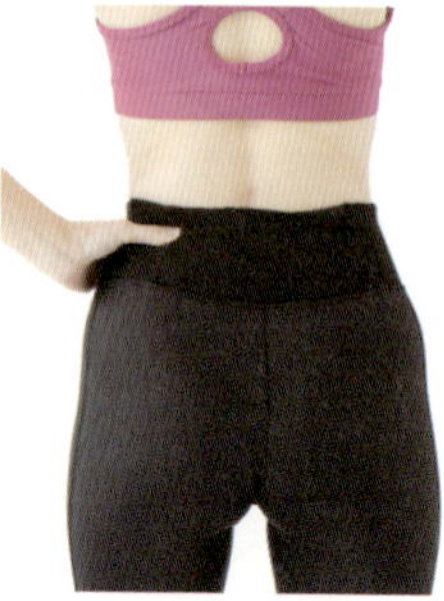

痛みやしびれがあるほうの腰骨の出っ張りの上端＝腸骨の上端の高さに、同じ側の手の指を当てて確認する（写真は左側に痛み・しびれがある場合）。

2　指の高さの位置にテニスボールをセット

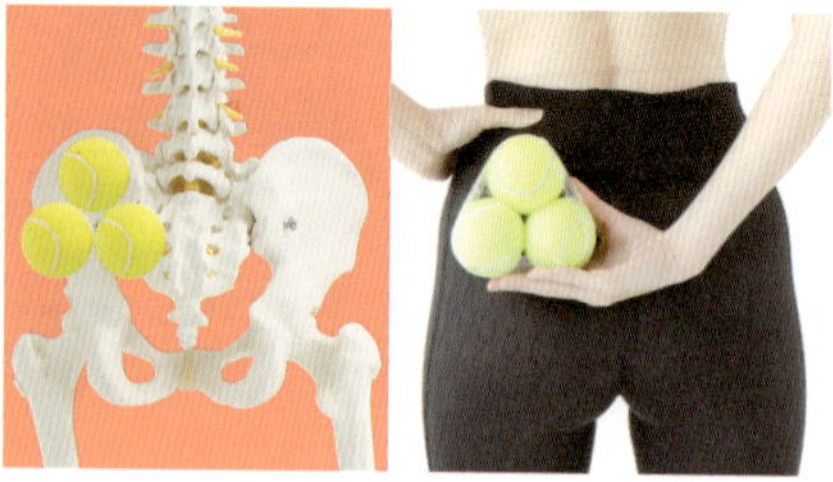

次に、反対の手で、あらかじめ用意しておいた３個のテニスボールを三角形の形で持ち、その高さの位置にボール１個の上端が接するようにセットする。左右の位置は、お尻の穴の近くにくるボールが、お尻の穴から３～４cmのところにくるようにするのがベストポジション。

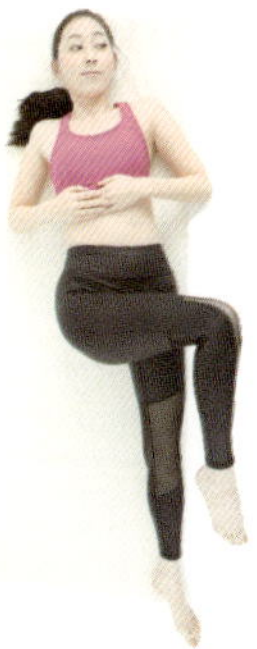

上げた脚は
内側に45度傾ける！

上げた脚を45度ぐらい内側に傾けると、体の重みがテニスボールにうまく乗り、お尻のだるさ・張り・コリのほか、脚にかけてのしびれも解消・改善するメカニズムが働きやすくなります。

3 1〜3分間、仰向けに寝ながら片脚を上げる

テニスボールの位置がズレないように注意しながら仰向けに寝て、反対側の脚を軽く上げつつ内側に傾けた体勢を、1〜3分間キープ。回数の目安は、1日1〜3回。お尻のだるさや坐骨神経痛が特にひどいときは、その都度行ってもOK。お尻のコリをじわーっとほぐすイメージで行うと効果的。

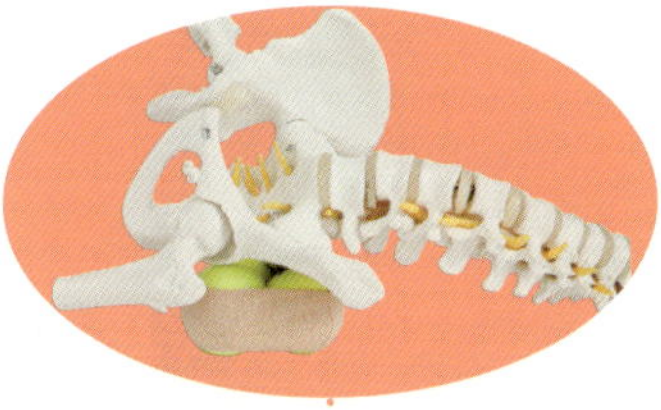

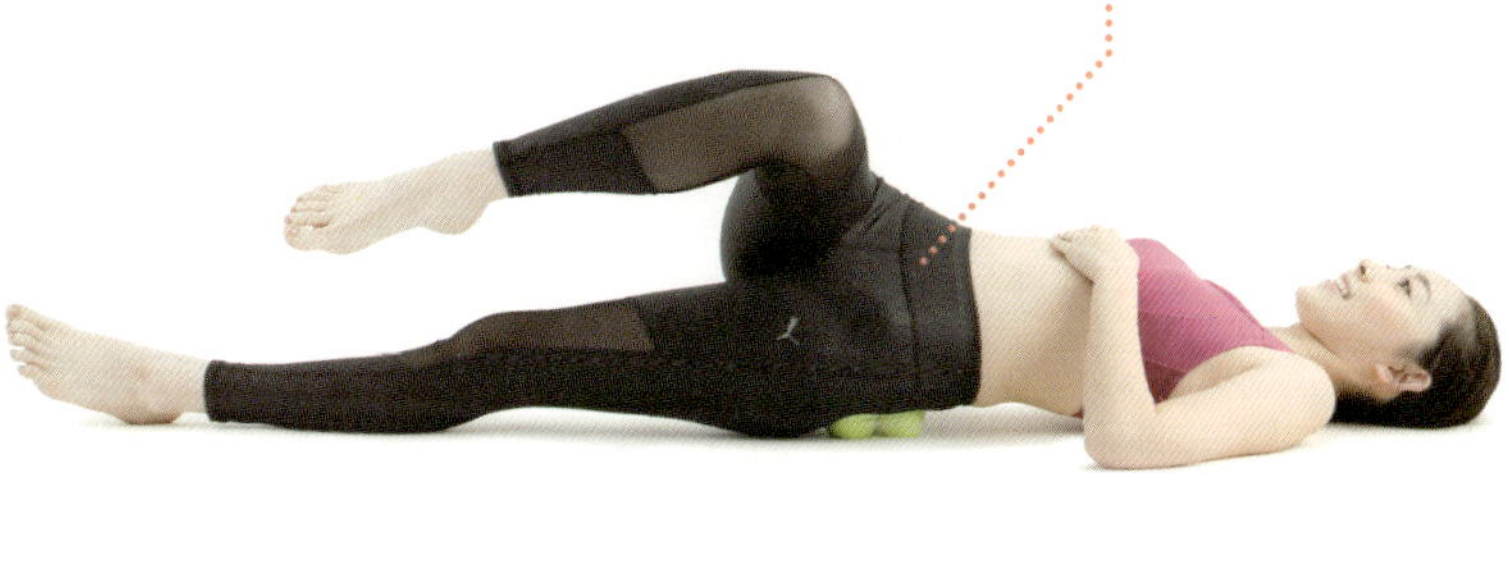

痛み・しびれが
特にひどいときに
おすすめ❷

太ももへの
特効
ストレッチ

脚L字ストレッチ

手で触れないインナーマッスルに、うまくアプローチできるストレッチ。硬直している太ももやお尻の筋肉を緩め、神経の流れをスムーズにします。

1 ひざを外側に90度曲げながら仰向けに寝る

床に仰向けになり、痛み・しびれのあるほうのひざを外側に90度曲げる（写真は右側に痛み・しびれがある場合）。90度の「L字」にするのが困難なら、曲げられる範囲で行えばOK。その体勢を、1〜3分間キープ。回数の目安は、1日1〜3回。太ももの裏側や外側、お尻などの痛み・しびれ・違和感が特にひどいときは、その都度行ってもOK。下半身の力を抜きながら、固くなった筋肉を緩めるイメージで行うと効果的。

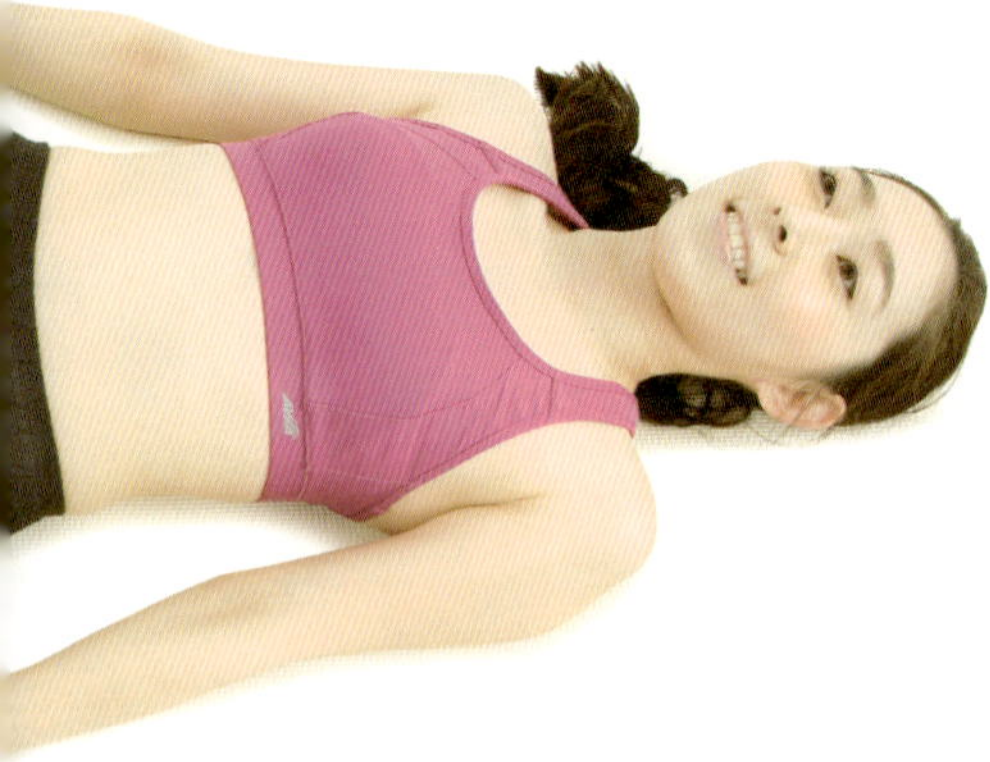

ポイント

外側に開きがちな脚に
最適なセルフケア

痛みやしびれのあるほうの脚には、外側に開きやすいという特徴があります。その主な原因は、トラブルがあるほうの脚の筋肉が硬直していること。そうした筋肉を、このストレッチで緩めることがたいせつです。

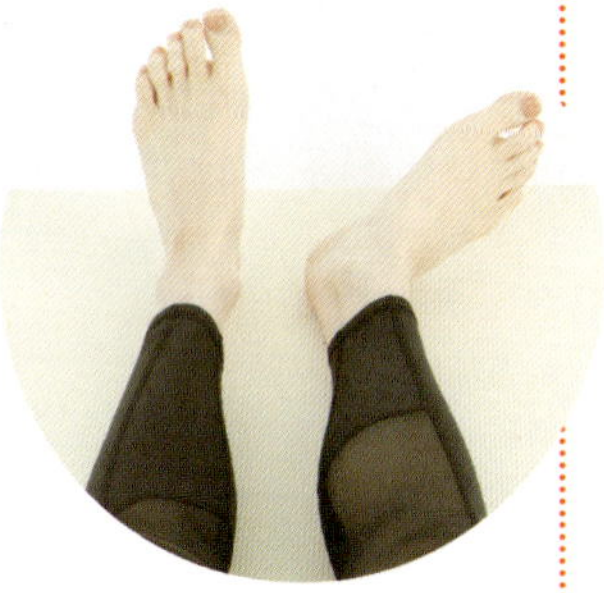

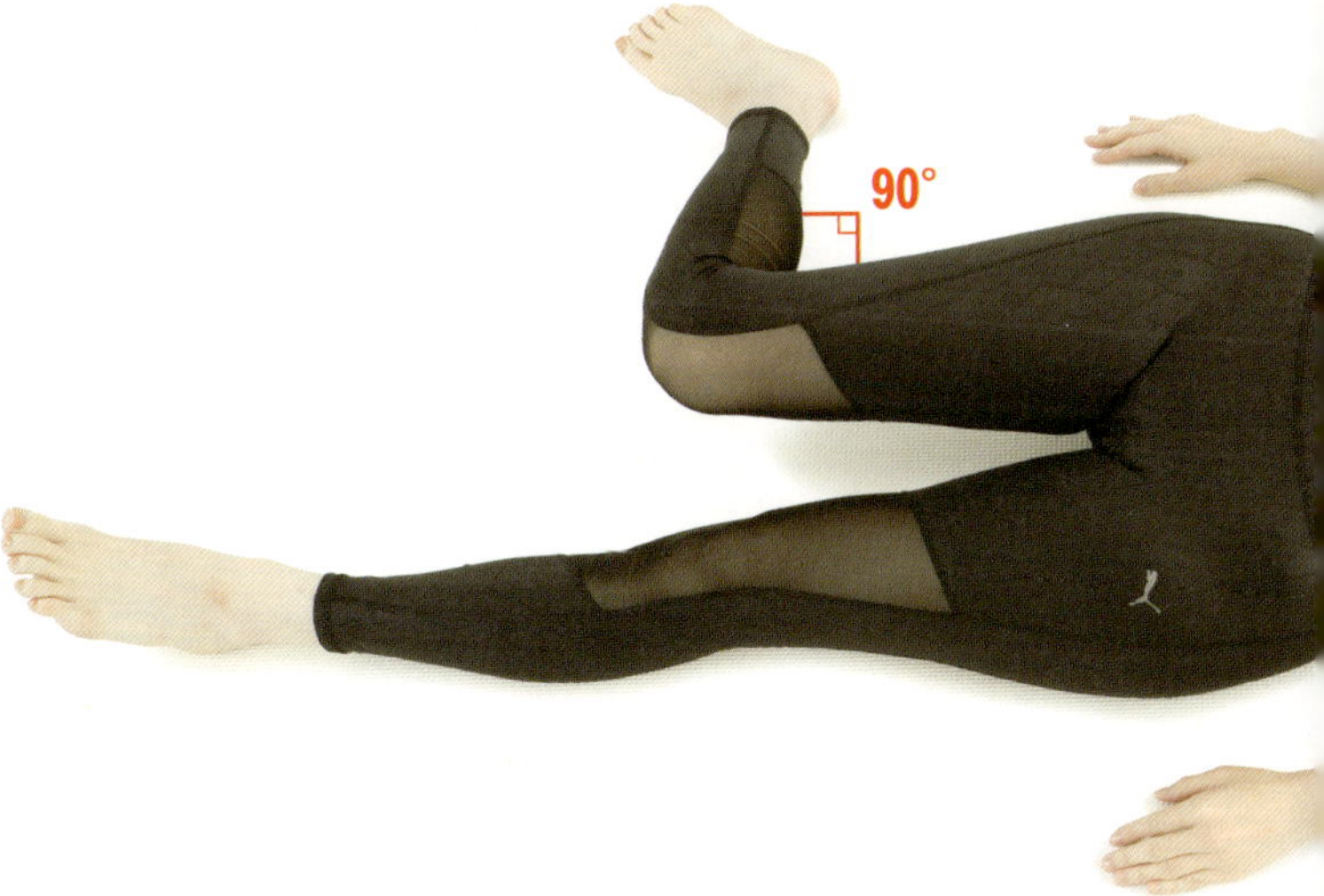

痛み・しびれが
特にひどいときに
おすすめ③

ひざ下への
特効
ストレッチ

腓《ひ》骨《こつ》頭《とう》矯《きょう》正《せい》

“ひざ下の坐骨神経痛の関所”を
動かして緩めると、不快な症状が大改善。
その場でしびれが消えることもある、
特効マッサージの代表格！

1 ひざ下・外側の出っ張りをもみほぐす

イスに座り、痛み・しびれのあるほうのひざを90度曲げる（写真は左側に痛み・しびれがある場合）。次に、ひざ下の外側にある出っ張り部分を強めにつまみ、そのまま1〜3分間、もみ続けたり、後ろ方向へ動かしたりする。回数の目安は、1日1〜3回。ひざから下の痛み・しびれが特にひどいときは、その都度行ってもOK。ひざ周りの狭いスペースを広げるイメージで行うと効果的。

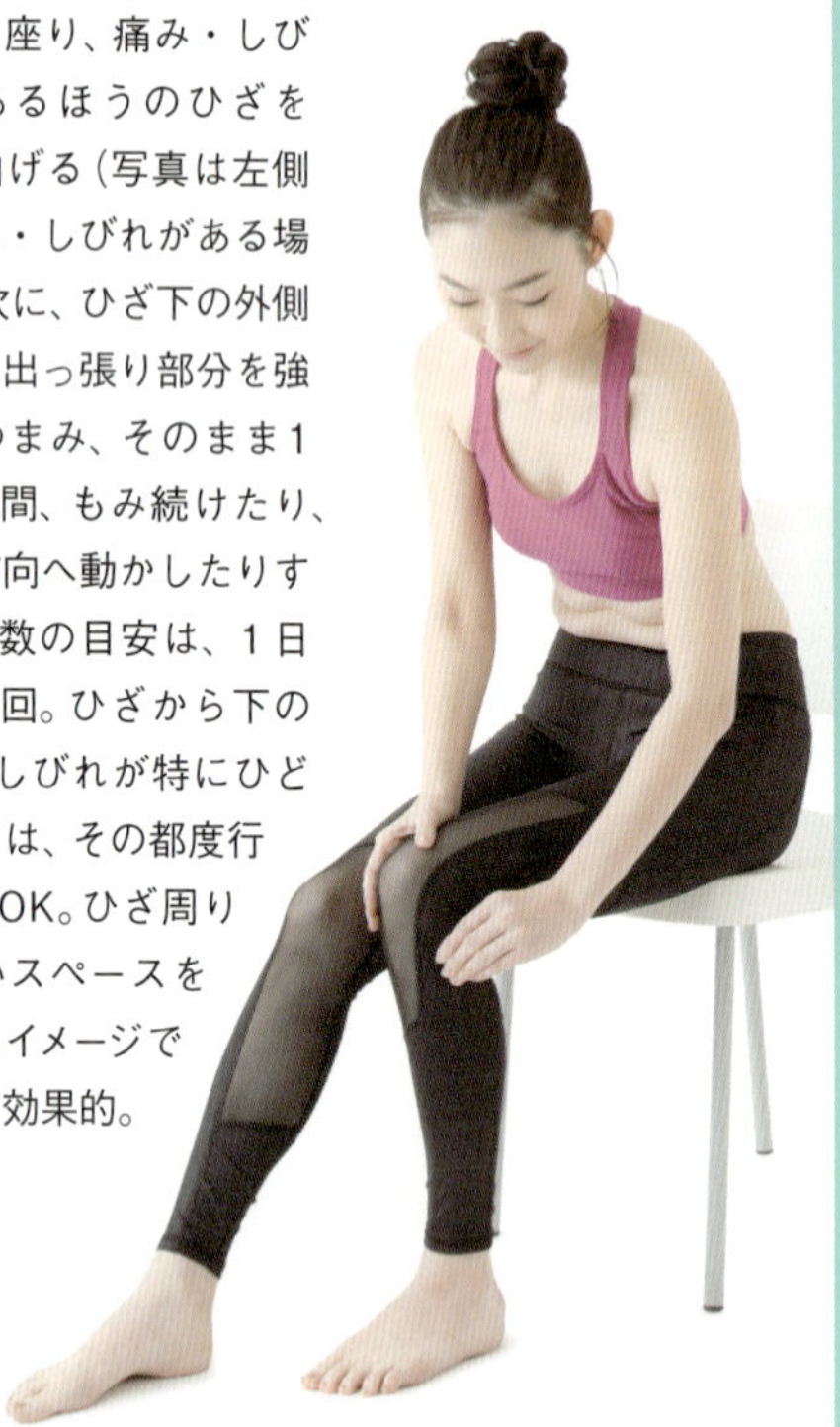

ポイント

腓骨頭をうまく見つけるコツ

腓骨頭（指でつまむ出っ張り部分）の位置がわかりづらければ、ひざの外側に指を当てながら、ひざを曲げるとグリグリと動く部分を感じるようにすると、見つけやすい。

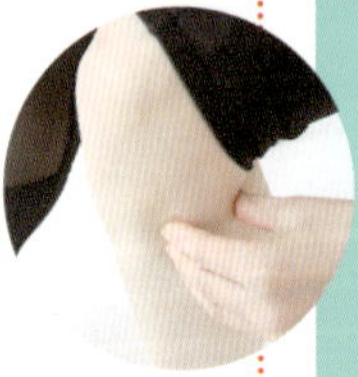

第2章

痛み・しびれ・重だるさは自分で消せる！

坐骨神経痛をあえて患って編み出した「自分で根本的に治す最善策」

「はじめに」でお話ししたように、私は過去に、坐骨神経痛を患っています。

坐骨神経痛のつらさを、身をもって初めて知ったのは、今からもう15年ほど前のことです。

当時の私は、自分のクリニックをついに開業し、できるだけ多くの患者さんの施術をしようと無理をしていました。その結果、**ぎっくり腰を2～3回繰り返し、腰椎椎間板ヘルニア（腰の椎間板ヘルニア）になってしまい、腰・お尻・脚などに激しい痛みやしびれを何度も経験したのです。**

その段階に至ってやっと、私はセルフケアに取り組み、すべての症状を完治させました。そして、このときの経験は、以降の施術で生かしたことはいうまでもなく、腰痛関連の書籍を記すうえでも大いに役立ててきました。

ところが昨年、私はふと気づいてしまいました。**「椎間板ヘルニアからくる坐骨神経痛は体感しているが、脊柱管狭窄症からくる坐骨神経痛のほうは未経験だ」**と。

もちろん私は、それまでに多くの患者さんたちから坐骨神経痛の諸症状をうかがい、関連する文献なども数えきれないほど目を通し、皆さんの痛みやしびれを解消・改善に導いていていました。

ただし、患者さんと同じ苦しみを味わっているのは、腰の椎間板ヘルニアと、そのヘルニアからくる坐骨神経痛です。

詳しくは後述しますが、**大多数の坐骨神経痛が生み出されるパターンは主に2つあり、私は「椎間板ヘルニア→坐骨神経痛」というパターンしか経験していません**

でした。もう一方の、「脊柱管狭窄症→坐骨神経痛」というパターンで現れた痛み・しびれ・違和感などは、施術経験や知識から理解していても、患者さんと同じように身をもって体感していたわけではなかったのです。

そこで私はどうしたか——。ひとことで言うと、**あえて脊柱管狭窄症になり、脊柱管狭窄症からくる坐骨神経痛のつらさもしっかり確認してから、やはりセルフケアを行って治すことにしたのです。**

脊柱管狭窄症をあえて患うための方法は、万一の悪用を避けるために細かいことは省略しますが、小学生の娘に繰り返し腰に乗ってもらい、その負荷を〝利用〟した次第です。

そして**いざ、脊柱管狭窄症と坐骨神経痛の症状が現れると、以前の椎間板ヘルニア・坐骨神経痛とは明らかに異なる不調が感じられました。**

おかげで、そのパターンで出現する感覚障害・知覚異常に悩む人の気持ちが、より深く理解できるようになったと確信しています。ですから、皆さんのつらさは、ほんとうに手に取るようによくわかります。

そのうえ、自分で体感したからこその発見もあり、**自分の体をフル活用することによって、いっそう効果的なセルフケアを編み出すこともできたのです。**そのセルフケアの方法は、私自身の坐骨神経痛だけでなく、同様のパターンで坐骨神経痛が現れた患者さんたちにも、すぐれた解消・改善効果をもたらしています。

以降のページでは、ここまでお話ししたすべての経験を凝縮させ、「坐骨神経痛を自分で根本的に治す最善策」を明らかにしていきます。

実にやっかいで、つらい症状を伴う坐骨神経痛を根本的に解決するには、どうすればいいのか——。

順を追って、わかりやすくご説明していきます。

ヘルニアが神経を刺激して痛み・しびれが出現

坐骨神経痛を自分で治すうえで、真っ先に目を向けるべきは、腰の状態です。前項ですでに、大多数の坐骨神経痛が生み出されるパターンには、主に2つの種類があることをお話ししました。

その2つとは、以下のようなものでした。

❶「腰部の椎間板ヘルニア→坐骨神経痛」というパターン
❷「腰部の脊柱管狭窄症→坐骨神経痛」というパターン

そこで早速、それぞれのパターンで痛み・しびれが発生するメカニズムについてご説明していきましょう。

❶の、坐骨神経痛を生み出す腰椎椎間板ヘルニアとは、老若男女を問わず、たい

へん多くのかたが悩まされている腰痛です。

「椎間板」とは、脊椎（背骨）の骨（椎骨）と骨の間にある組織で、脊椎の腰部分を構成している腰椎の椎骨どうしの間にも当然存在しています。

椎間板の内部には、ゼリー状の「髄核」という組織があり、周囲は「線維輪」という軟骨で囲まれています。そして、人の動きに合わせて髄核がさまざまな形に変わりながら機能し、その髄核を線維輪が守ってくれています。

こうした構造によって、**体の荷重や地面からの衝撃を緩和する「クッションの機能」を果たすと同時に、関節の曲がりやひねりをスムーズに行う「バネの機能」まで果たしているのです。**

ただし、この椎間板には、寝ているだけでも30キロ近くの力が加わっているとされ、普通に立っているだけでも約１００キロの負荷がかかっていると言われています。そのうえ、前かがみなどの悪い姿勢を取ると、椎間板には体重の何倍ものプレッシャーが加わることになり、押しつぶされるようになっていきます。

さらに、腰の関節がガチガチに固まってしまうと、腰椎前方の構造が崩壊し、椎間板にはヒビが入り、髄核の一部が背中側の外に押し出されてしまいます。

そのはみ出した部分＝ヘルニアが、神経（神経根や馬尾）を圧迫してしまい、激しい痛みやしびれを感じるようになります。ヘルニアが刺激している神経は、お尻・脚・指先に向けて長く延びていますから、これらの部位にも不快な症状が現れることになるのです。

このようなメカニズムなのですから、**腰痛においても坐骨神経痛においても、主に痛みやしびれを感じやすくなるのは前かがみの体勢になったときです。**22ページにあるセルフチェックの結果では、**【坐骨神経痛タイプA】**に相当します。

坐骨神経痛を引き起こす腰痛①

「椎間板ヘルニア」

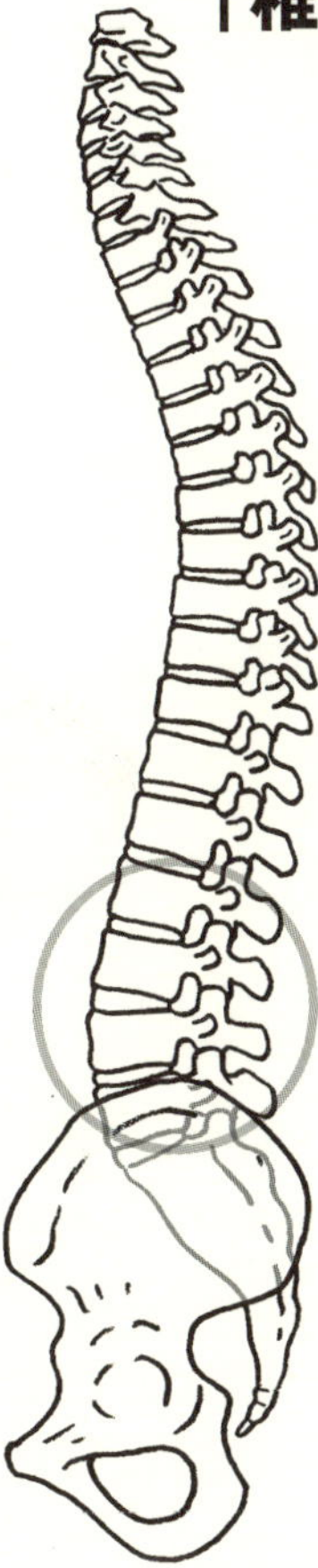

痛み・しびれが現れやすいのは……

左のような正常な状態から
「前かがみになったとき」

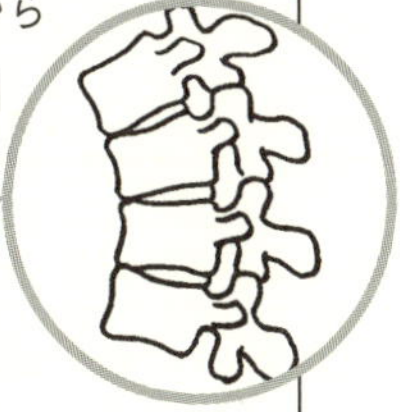

腰椎前方の構造が崩壊し、ヘルニアが形成されて神経が圧迫される

神経を圧迫している状態
（上から見た図）

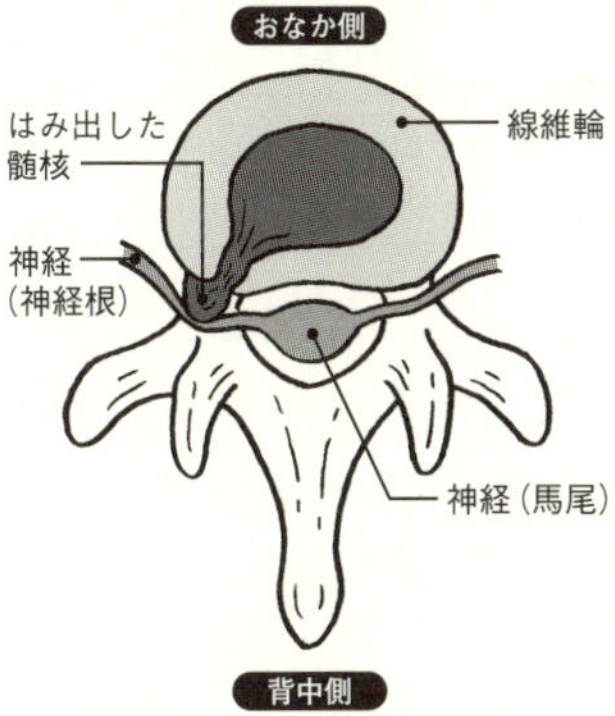

神経が圧迫・刺激されることにより、坐骨神経痛が出現

〝ヘルニア以降の状態〟には特に注意が必要

❷の、坐骨神経痛を生み出す腰部脊柱管狭窄症は、患者数が近年急増していると話題になっている腰痛です。

腰の脊柱管狭窄症とは、背骨全体（脊柱）の後方で神経が通っているトンネル状の管（脊柱管）が狭くなり、そこを通っている神経が圧迫されて、腰・お尻・脚などに痛みやしびれが現れる疾患です。

「痛みやしびれのせいで長く歩けないが、少し休むと再び歩けるようになる」といった症状（間欠性跛行《かんけつせいはこう》）は、代表的かつ特徴的な症状として挙げられます。

腰椎後方の構造が崩壊しているのですから、痛み・しびれを引き起こすメカニズムとしては、前項でお話しした椎間板ヘルニアとは反対の状況が発生しています。痛みやしびれを感じやすくなるのは、体を後ろに反らしたとき。22ページにあるセルフチェックの結果では、**【坐骨神経痛タイプB】**に相当します。

ちなみに、腰の老化には、ある程度決まった進行パターンがあり、一般的には**「前かがみになると痛むタイプ」（＝本書のセルフチェックの結果ではAタイプ）の腰痛から重症化していきます。**

具体的には、**「筋・筋膜性腰痛（腰周りの筋肉痛）→椎間板症→椎間板ヘルニア」といったぐあいです。**

椎間板症とは、腰椎の前方がつぶれ始めることで、5つある腰椎の間にある椎間板が持ちこたえられず、椎間板内部の髄核がつぶれて不安定になって痛みが生じる疾患です。

それでも放置していると、次は「腰を後ろに反らすと痛むタイプ」に移行し、

「腰椎分離症→腰椎すべり症→脊柱管狭窄症」の順で悪化していきます。

分離症とは、腰椎の骨（椎骨）の後方にある突起部分が折れて分離し、腰椎が不安定になって神経を刺激したり、分離部で炎症が起こったりして痛む疾患です。

また、すべり症とは、腰の椎骨が主に前方へすべり、位置がズレてしまうことによって、やはり神経が刺激されて痛み・しびれが生じる疾患です。

このような進行パターンからまず知っていただきたいのは、基本的には脊柱管狭窄症が、腰の老化の最終段階に相当するということです。

また、さらに大事なことがあります。

腰の老化が〝椎間板ヘルニア以降の状態〟に進行したときは、坐骨神経痛が非常に現れやすいだけでなく、腰の痛みと坐骨神経痛がともに重症化して、複雑な症状とつらさに悩まされる可能性が高まるということです。

だからこそ、適切なケアをいち早く施していただきたいのです。

坐骨神経痛を引き起こす腰痛②
「脊柱管狭窄症」

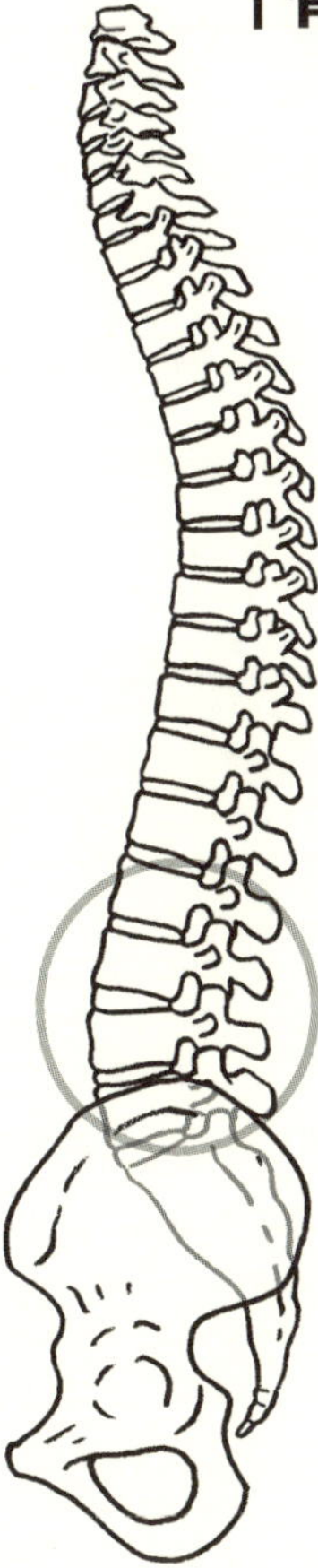

痛み・しびれが現れやすいのは……

左のような正常な状態から
「後ろに反らしたとき」

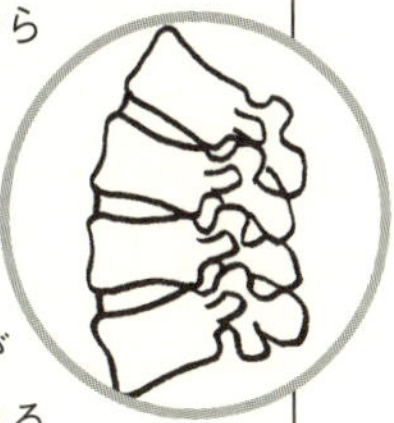

腰椎後方の構造が崩れ、
神経の通る管＝脊柱管が
狭まって神経が圧迫される

神経を圧迫している状態
（上から見た図）

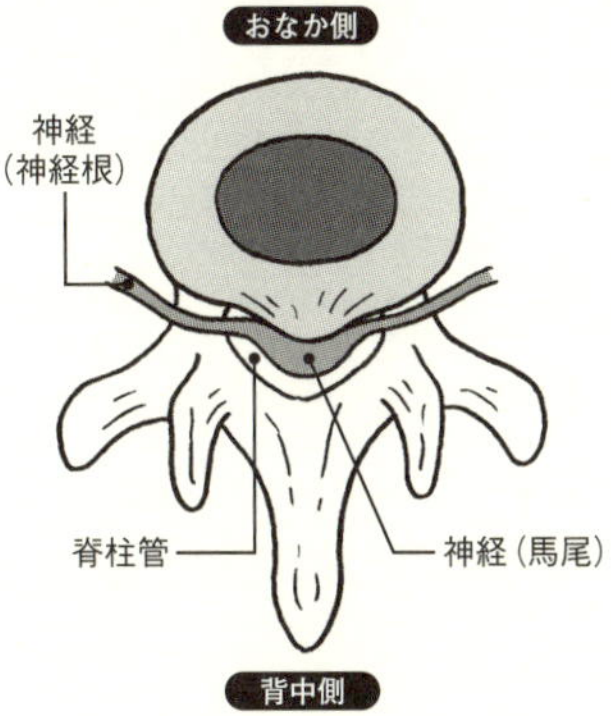

神経が圧迫・刺激されること
により、坐骨神経痛が出現

複雑なミックスタイプの原因・症状もセルフケアで対処できる！

この第2章のここまでの内容では、大多数の坐骨神経痛を生み出す2タイプについて、詳しくご説明してきました。

こうしたタイプの分類・特徴の話を締めくくるうえで、最後にもうひとつだけ、お伝えしておきたいことがあります。

それは、**【坐骨神経痛タイプA】（＝「前かがみになると痛むタイプ」）の要素と、【坐骨神経痛タイプB】（＝「体を後ろに反らすと痛むタイプ」）の要素が入り交じった、「ミックスタイプ」のかたが非常に多いという事実です。**

私がこれまで接してきた何万という症例では、8割以上の人がタイプA・タイプ

Bの原因が混在したミックスタイプと言えるほど多いのです。

特に、注意していただきたいのは、「Bの要素が強いミックスタイプ」の人です。

現時点では、脊柱管狭窄症などの体を後ろに反らすとつらい腰痛と、その腰のトラブルからくる坐骨神経痛の症状が強く現れているわけですが、前項でお話しした腰の老化の進行パターンを思い出してみてください。

通常、この【坐骨神経痛タイプB】のかたは、以前に【坐骨神経痛タイプA】に当てはまる症状も経験しているはずなのです。

つまり、**潜在的にはタイプAの原因を抱えているため、現状はタイプBの症状が強くても、タイプAの症状がいつひどくなっても不思議ではないということです。**

もちろん、その対策が1章にある各種ストレッチであり、こうしたちょっと複雑な状況に対処する術も「自分の痛み・しびれに合ったストレッチをしよう！」（26

ページ参照）の題目で用意していますから、心配は不要です。

皆さんそれぞれの腰痛・坐骨神経痛に応じた最善策で、トラブルを自分の力でしっかり解消できるのです。

坐骨神経の走行ルートに沿って即効ケア！

さて、「腰のトラブルと坐骨神経痛の関係」がよくわかったところで、**次は「その他の関節・筋肉と坐骨神経の関係」にも目を向けていきましょう。**

そうすれば、おおよその坐骨神経痛の発生メカニズムをカバーでき、つらい痛み・しびれを解消する確率がさらにアップするのは間違いありません。


脊椎（背骨）の中を走る神経（脊髄）から枝分かれして全身に伸びる神経を末梢神経といいますが、**坐骨神経は最長・最大の末梢神経であり、腰～お尻～太もも～**

ひざ裏へと伸び、そこからさらに2つの神経に枝分かれして足先まで至ります（詳細は24〜25ページのイラスト参照）。

このように、下半身を長々と走る坐骨神経ですから、〝腰より先〟のルートの中でも神経が刺激され、痛み・しびれが発生するケースは少なくありません。

例えば、坐骨神経の走行ルートにあるお尻や太ももの筋肉が、緊張・収縮・硬化した状態ならば、その筋肉の中や脇を通る坐骨神経は圧迫されることになり、痛みやしびれが引き起こされるのです。

ですから、こうしたケースの坐骨神経痛を解消するためには、**坐骨神経の走行部位＝お尻や太ももなどで起こっている神経圧迫を取り除き、神経の流れをよくする必要があります。**

また、坐骨神経痛をいっそう効率的に改善・解消させるには、**神経の流れをよく**

すると同時に、血液の流れをよくすることも非常に効果的なポイントになります。

血流障害が起こると、筋肉を構成する筋繊維や、圧迫されていた神経などから放出される発痛物質がうまく回収されず、停滞することになります。それはつまり、**痛みやしびれに敏感で、なおかつ痛み・しびれをしつこく感じ続けるような状態と言えるわけです。**

ひざ周りなど、神経や血管の通るスペースが狭い部位では、こうしたトラブルが坐骨神経痛と密接な関係があるのも覚えておいて損はないでしょう。

第1章で、「痛み・しびれが特にひどいときにおすすめ」と題してご紹介しているストレッチとマッサージは、まさに今お話しした問題を解決するものばかりです。

それらに即効性がある秘密を明かすと、坐骨神経の走行ルートで起こりやすいトラブルを、すぐさまダイレクトに解決する方法であるということなのです。

〝広い意味での坐骨神経痛〟にも対処できる！

今回、坐骨神経痛をメインテーマにした本を書くに当たり、どの範囲までのトラブルを扱うかを考えました。

坐骨神経痛を厳密な意味で捉えると、その名のとおり、坐骨神経そのものが刺激されて生じた痛み・しびれ・重だるさ・違和感となり、お尻・太もも裏側や外側・ふくらはぎ、足先や足裏などの部位に症状が現れたものということになります。

しかし、私のもとを訪れる多数の患者さんの中には、**こうした厳密な意味での坐骨神経痛ではなくても、「坐骨神経痛に悩んでいて……」と口にするかたがいらっしゃいます。**

最も多く見られるのは、太ももの前面（おなか側）の付け根部分に、痛みを感じている例です。

その痛みについて、ご本人が坐骨神経痛と考えるのは無理もありません。

一般的に、〝下半身に現れる痛みやしびれといえば坐骨神経痛〟という印象が昔からあるのは、私もよくわかっています。

だからこそ、今回の坐骨神経痛の本では、専門的な定義や厳密な意味などにあまりこだわらず、〝広い意味での坐骨神経痛〟を扱うことにしました。**治療や施術をする側の言いぶんを突き通すより、広い意味での坐骨神経痛による痛み・しびれに悩むかたがたに少しでも有効なことをお伝えすることのほうが、はるかに重要であるからです。**

当然、今お話しした痛みについても、その発症メカニズムや解消法をきちんとご説明することにしました（152ページ参照）。

そのため、**本書を読み終えたときには、下半身に広がる痛み・しびれの大半にうまく対処できるようになっているはずです。**

次の章では、第1章にあるストレッチ・体操・マッサージが抜群の効果をもたらす理由を詳しくみていきます。

坐骨神経痛につながっている腰・お尻・太ももなどのトラブルの正体、それをきちんと矯正するための直接的なアプローチの詳細、さらには正常な状態に引き戻すことの重要性についても、すべて納得していただけると思います。

その納得感があれば、ストレッチなどを実際に始めやすいでしょうし、継続も後押ししてくれるはずです。

それではいざ、ページをめくっていきましょう。

第3章

なぜ、簡単ストレッチで坐骨神経痛が消えるのか

坐骨神経痛解消のカギをにぎる腰の関節を真っ先にケア！

坐骨神経痛を完治させるなら、まず最初にケアすべきは「仙腸関節」という関節です。

腰には、骨盤中央にある仙骨と左右の腸骨の境目にある仙腸関節と、5つの骨（椎骨）から構成される「腰椎」という関節があります（24ページ上のイラスト参照）。**私たち人間の腰は、これら2つの関節がうまく連携することで、体の荷重や地面からの衝撃をクッションのように和らげ、正常に機能しています。**

ところが、例えば前傾姿勢で長時間座るような習慣があると、仙腸関節と腰椎のコンビネーションが悪くなってしまうのです。

腰の構造を〝建物〟に例えれば、**骨盤にある仙腸関節は〝土台〟に相当し、その上にある腰椎は〝柱〟に当たります**。その構造が崩壊するのを見逃していいはずがありません。

特に仙腸関節は、そもそも不具合が生じやすい関節なので注意が必要です。仙腸関節は、正常な状態でも前後左右に数ミリだけ動く関節です。そのわずかな可動域があるおかげで、先ほどお話ししたクッション機能が働き、全身で連動している「関節リンクの要」としての役割も果たしているのですが、**その可動域が狭いだけに引っかかりを起こしやすいのです**。

再び、前傾姿勢で長時間座る習慣がある場合を例に挙げると、**腰から背中にかけて走る筋肉（脊柱起立筋）が引っ張られて緊張し続け、その筋肉とつながる仙骨の位置もズレて、骨盤が寝た状態になるという悪循環が生まれるということです**。

その結果、仙腸関節は固まってしまい、荷重バランスや衝撃吸収などの機能が大幅に低下してしまいます。すると、腰周りの筋肉や椎間板などの組織にもしわ寄せが及び、腰痛が悪化してしまいます。

そのうえ、**重心の偏った悪い姿勢が定着し、腰周りの筋肉などの組織が固くなりやすく、そのことが坐骨神経をはじめとした神経の流れを阻害してしまうのです。**神経だけでなく、血液の流れも悪くなります。

とにかく、坐骨神経痛を解消・改善するうえで、仙腸関節の状態をよくすることは絶対に必要なのです。

重要なことなので、ここでもう一度、24ページの上にあるイラストを見てください。

腰椎の下のほうと、仙骨の孔（穴）から出た神経が、まさに仙腸関節のすぐそばを通って合流しながら、太い神経になっていることがおわかりになるはずです。また、その坐骨神経は、仙腸関節のすぐ下を通って、お尻・太もも裏のほうへ向かっていますね。

こうした坐骨神経の通り道を確認すれば、**「仙腸関節の状態の善し悪しが坐骨神経痛のカギをにぎる」ということにいっそう納得いただけるでしょう。**

そこで実践していただきたいのが、「仙腸関節ストレッチ」（30ページ参照）というわけです。

このストレッチを行うと、テニスボールからの適度な刺激によって、固まっていた仙腸関節が緩み、可動域（動く範囲）が広がり、スムーズに動くようになります。

こうして**仙腸関節の機能が正常化すれば、腰椎・腰周りの筋肉・椎間板などにかかっていた負担をかなり減らすことができ、神経が圧迫されていた場合はその度合いも緩和されます。**同様に、血管が圧迫されていた場合も、その度合いが緩和されます。

この点は、20ページにあるセルフチェックで、AタイプとBタイプのどちらの結果が出ていても変わりありません。

そして、坐骨神経痛による痛みやしびれは、ぐっとよくなるのです。

現在の日本では、約8割もの人に仙腸関節の不調があると言われています。私が接してきた坐骨神経痛の患者さんともなると、全員に仙腸関節の機能不全、または機能低下が見られました。

だからこそ、坐骨神経痛に悩むかたなら、まずは仙腸関節を緩め、正常な機能を回復させていただきたいのです。ぜひ、積極的に実践してください。

正反対の動作を組み合わせて最大の効果発揮

前項で、仙腸関節とコンビネーションを組んでいるとご説明したのは、腰椎という腰の関節でした。この腰椎にも、当然ながらじゅうぶんなケアを施す必要があります。

そこでおすすめしたいのは、**「おっとせい体操」**（32ページ参照）と**「ひざ抱え体操」**（34ページ参照）です。

腰椎を含めた脊椎（背骨）は、1つ1つの椎骨が積み重なり、本来は全体として緩やかな〝S字カーブ〟を描いています。

仙腸関節と同じく、この脊椎のS字カーブも、体重や重力からくる負荷、地面から受ける衝撃を和らげる機能を果たしています。

ところが、前かがみになりがちな習慣があると、脊椎のS字カーブはどんどん崩れていきます。

腰の部分を構成する腰椎では、**本来は後方へ向けて少しだけ反った形のカーブで**

あるべきなのに、そのカーブが失われてほぼ直線状になってしまうのです。

さらにひどくなれば、まったく正反対のカーブ、つまり前傾姿勢そのままの〝前方へ向かったカーブ〟に近づいてしまいます。

こうなると、やはり腰周りの筋肉・椎間板などによけいな負荷をかけることになり、腰痛悪化の要因になります。

最初は筋・筋膜性腰痛（腰の筋肉痛）程度で済みますが、その症状が慢性化してしまうと、異常は椎間板にまで及びます。そして、**椎間板症・椎間板ヘルニアへと、腰のトラブルは重症化していくのです。**

ですから、これらのトラブルの発端である前傾姿勢の癖をうまく矯正し、脊椎のS字カーブを取り戻さなければなりません。

その点でうってつけなのが、おっとせい体操なのです。

おっとせい体操を継続して行うと、前に傾きがちな体のバランスを後方に引き戻すことができます。すると、脊椎の本来のS字カーブが再構築され、腰椎の前方ばかりにかかっていたプレッシャーがうまく分散されるようになります。

おかげで、椎間板内部から髄核がはみ出るリスクを軽減でき、たとえヘルニア部分が神経を圧迫していたとしても、その度合いをやはり改善させることにつながっています。

特に、腰の椎間板ヘルニアを患っているかたにとっては、きわめて有益な体操なのです。

また、腰椎を後ろに引き戻す矯正効果により、脊柱起立筋など腰周辺の筋肉の張り・コリも取れてきます。今すぐ実践するだけでも、腰や背中がスッキリするのを実感できるはずです。

さらには、**ズレていた仙骨の位置を矯正する作用もあるので、仙腸関節と腰椎の**

連動性を高めることにもつながっている体操なのです。

そして、**おっとせい体操とセットでぜひ行っていただきたいのが、ひざ抱え体操です。**

こちらの体操は、20ページにあるセルフチェックで**タイプAの項目が多めに当てはまったかた＝椎間板ヘルニアからくる坐骨神経痛の要素が強いかたにとっては、脊柱起立筋のさらなる活性化というメリットを得られます。**

筋肉を柔軟で健康的な状態にするならば、収縮と弛緩の刺激をバランスよく与える必要があります。となると、おっとせい体操をしたときに脊柱起立筋は収縮しているので、ひざ抱え体操によって少し伸ばして弛緩させたいという狙いがあるわけです。

反対に、セルフチェックで**タイプBの項目が多めに当てはまったかた＝脊柱管狭**

窄症からくる坐骨神経痛の要素が強いかたにとっては、仙腸関節とともに固くなっている腰椎の柔軟性を向上させるメリットが得られます。

また、このタイプのかたは、腰を反りすぎた姿勢を取るなどして後方重心になり、腰椎の後方のスペースが非常に狭くなりやすいのですが、そのスペースを広げて、神経への圧迫を緩和させる作用も備えた体操なのです。

これら2つの体操をセットで行う理由については、すでにお気づきのかたも多いでしょう。

それは、62ページでご説明したように、実情としてほとんどの人は、**タイプAとタイプBの要素が混在したミックスタイプであるからです。**

そのため、「おっとせい体操で反らす」「ひざ抱え体操で丸める」という逆の動作を組み合わせ、相乗的に最大の効果を得られるようにしているのです。

ヘルニア対策で腰椎の前側を広げ、痛み・しびれを撃退

次に、20ページにあるセルフチェックで、タイプAに当てはまる項目が多かった人にとりわけ適したストレッチ2種類につき、どのような作用が働くのかご説明しましょう。

まずは、**「テーブルで腰反らし体操」**（36ページ参照）です。

この体操が痛み・しびれの解消に有効である最大の理由は、**腰椎の前側において、椎骨どうしの間のスペースを効率的に広げられることです。**

何度かお話ししているように、タイプAのかた、椎間板ヘルニアを患っているか

たでは、**前かがみの姿勢や動作が習慣化されているケースがほとんどで、そのために腰椎前側のスペースが非常に狭まりがちです。**そのぶん、腰椎の椎間板内部から髄核が後方へはみ出しやすく、神経を圧迫する度合いは高まってしまいます。

このような問題の根本的な解決を導き、痛みやしびれを撃退できるわけです。


一見すると、同じように腰を反らしていることから、「おっとせい体操と変わらないんじゃないの？」という印象を持たれるかもしれません。

しかし、両者には明確な違いがあります。


おっとせい体操は、床に横になった体勢で行います。

それに対し、テーブルで腰反らし体操は立った体勢で行います。おかげで、**脚の力を抜いて腕だけで体を支え、腰を反らした体勢を取ることにより、腰椎前側を広げる力として体重と重力が自然に働くようになっています。**

これは、おっとせい体操では生まれないメカニズムなのです。

また、これは意外と重要なことなのですが、**テーブルで腰反らし体操は立ったままの体勢で行えるので、いつでもどこででも実践できます。**仕事や家事のちょっとした合間にも、これほど理にかなった体操を簡単にできるのですから、さまざまな意味からとても効率的な体操と言えるでしょう。

腰椎の動きをスムーズにし、ヘルニアを引っ込ませるストレッチ

「腰ひねりストレッチ」（38ページ参照）にも、すぐれた作用が秘められています。その作用が発揮されるポイントは、**腰を中心に上半身を後方へひねる動作にあります。**

20ページにあるセルフチェックで、タイプAの項目が多く当てはまったかた＝

椎間板ヘルニアからくる坐骨神経痛の要素が強いかたには、日常的に前傾姿勢を取り続けたり繰り返したりする傾向があります。

その〝楽な〟〝得意な〟動きと体勢ばかりを続けていると、腰椎を含めた脊椎全体の動きが悪くなってしまいます。

だからこそ、腰ひねりストレッチが効果を発揮します。

つまり、このストレッチは、**腰を中心に上半身全体を後方へひねるという〝苦手な動きと体勢〟に相当するため、継続していくうちに、腰椎を含めた脊椎全体をぐっとスムーズに動かせるようになっていくのです。**

1つ1つの椎骨どうしの連動性を高められると言い換えてもいいでしょう。

それだけではありません。このタイプのかたがたには、**〝痛みやしびれのもと〟になるヘルニア部分を、自然と引っ込ませるメカニズムまで働くのです。**

腰椎が正常な状態に引き戻されるしくみ

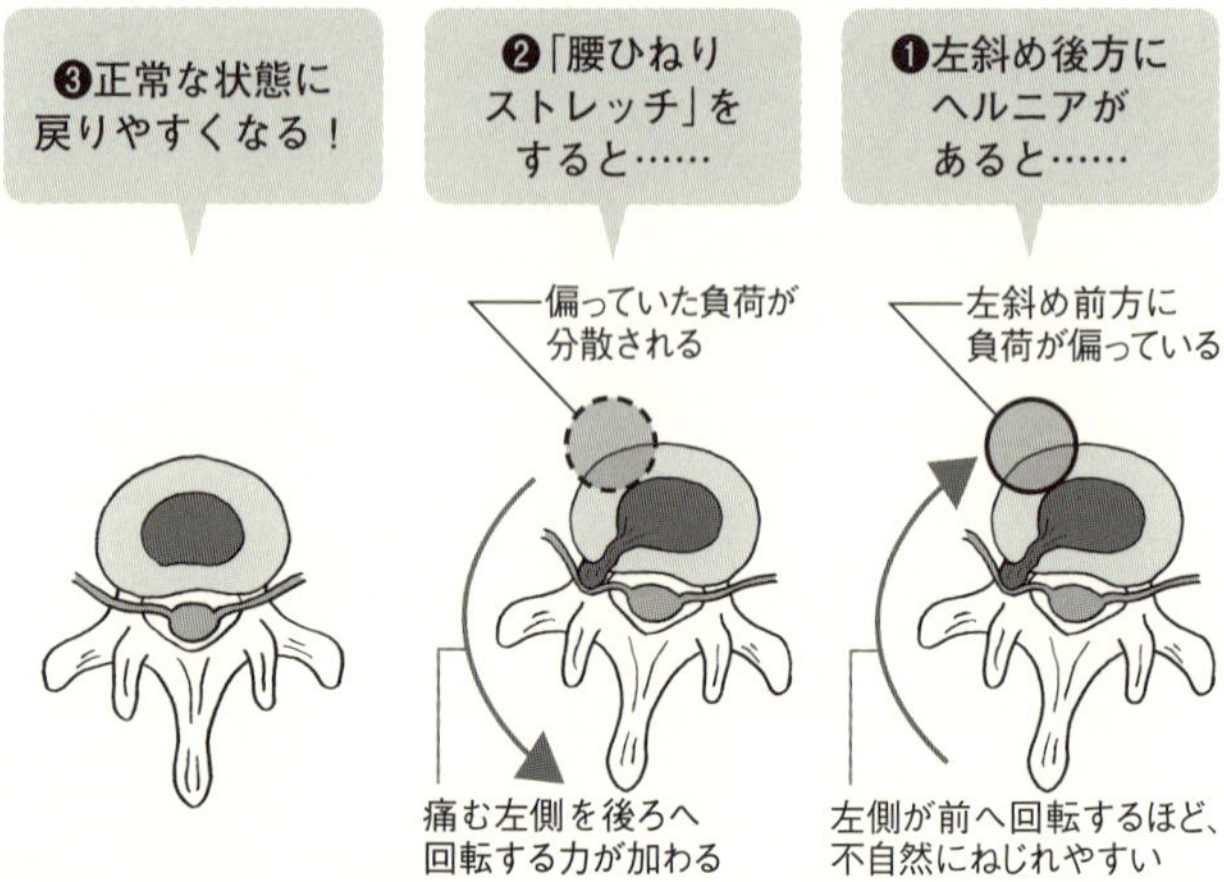
❶左斜め後方にヘルニアがあると……
左斜め前方に負荷が偏っている
左側が前へ回転するほど、不自然にねじれやすい
❷「腰ひねりストレッチ」をすると……
偏っていた負荷が分散される
痛む左側を後ろへ回転する力が加わる
❸正常な状態に戻りやすくなる！

ほぼすべての椎間板ヘルニアにおいて、**髄核が外にはみ出すのは「左斜め後方」か「右斜め後方」のどちらか一方です。**左右中央の部分が真後ろ方向にはみ出したケースは、私のこれまでの経験でも数例しか見たことがありません。

髄核が左斜め後方にはみ出す場合と、右斜め後方にはみ出す場合があるのは、「前かがみになったとき、左右どちらの側により多くの荷重がかかっているか」によります。

つまり、普段から「左斜め前方」

に体の荷重をかけやすい人では、椎間板にも左斜め前方への負荷がいつもかかり、おかげで髄核が左斜め後方に飛び出しやすい。反対に、「右斜め前方」に体の荷重をかけやすい人では、髄核が右斜め後方に飛び出しやすい——。そういうことなのです。

また、**こうしたアンバランスな荷重をかける癖を長期間続けていると、腰椎自体がねじれてしまうことも頻繁に起こります。**

例えば、左斜め前方に体の荷重をかける癖があると、「腰椎の左斜め前方の部分」が左右中央の位置にくるほど、不自然にねじれた状態になりやすくなります。そうなると、**髄核はいっそう押し出されやすくなり、ヘルニア部分が神経をより刺激するようにもなりかねません**（86ページのイラスト①参照）。

しかし、ここで腰ひねりストレッチを行うとどうなるでしょうか。

痛みやしびれがあるほうの後方へ腰〜上半身を回旋させることは、本来の左右均

等で真っ直ぐな状態に引き戻す動きになります。

そのため、こつこつ継続していけば、不自然にねじれていた腰椎が正常な状態に戻りやすくなり、同時に、左斜め前方ばかりにかかっていた負荷が分散されます。その結果、椎間板内部の髄核は押し出されにくくなり、自然と引っ込みやすくもなるのです（86ページのイラスト②③参照）。

参考までにお話ししておくと、**このような「痛む側は後方へ」「痛まない側は前方へ」というテクニックは、日常生活中の動作にも生かすことができます。**特に、歩行時に取り入れると高い効果を発揮しますので、130ページの内容も普段から念頭に置いておくといいでしょう。

脊柱管狭窄症による神経圧迫もセルフケアで緩和できる！

さて、ここからは、20ページのセルフチェックでタイプBに当てはまる項目が多かったかたに、ことさら適したストレッチ2種類を解説しましょう。

「テーブルで腰丸め体操」（40ページ参照）のいちばんの狙いは、**腰椎の後ろ側で、椎骨どうしの間のスペースを広げることです。**

タイプBのかた、脊柱管狭窄症を患っているかたが実際に行うと、腰椎後方のスペースが狭くなっている状態を矯正するので、神経圧迫を緩和し、痛み・しびれを抑えることができます。

また、「テーブルで腰反らし体操」と同じく、**体重と重力をうまく活用しつつ、あまり環境を選ばずにできるという利便性も備えた体操でもあります。**

ですから、この体操を習慣化し、腰椎に〝正しい癖〟をつけていきましょう。

ただ、脊柱管狭窄症は椎間板ヘルニアと比べ、高齢のかたに発症しやすい傾向があるので、「腕だけで体を支えきれない」「体がグラついて怖い」というかたがいらっしゃるかもしれません。

そうした場合は、**テーブルに両ひじをついて行うという、アレンジを加えてもOKです。安定性が増すので、かなりやりやすくなるはずです。**

とはいえ、腰椎後ろ側のスペースをきちんと広げるため、両脚の力を抜くことと、背中の下〜腰の部分を丸くすることは守っていただきたいと思います。

固くなった血管・神経を柔軟にするのも有効

第2章でお話ししたように、私は椎間板ヘルニアと脊柱管狭窄症の両方のつらさを、身をもって経験してきています。

そのうえで、症状の違いとしてはっきり確認できたことがあります。**脊柱管狭窄症のときには、太ももの外側～ひざの外側にかけて現れる不調が、とにかく気になってしかたなかったのです。**

それはまるで、強制的に筋肉が締め付けられているというか、収縮させられているというか……。とにかく不快な感覚そのものでした。また、その症状が、特に立ち上がった瞬間に頻発していたこともよく覚えています。

この経験は、私に2つの重要な発見をもたらしてくれました。

1つめの発見は、従来からの〝坐骨神経痛の定説〟が、あくまでも目安にすぎないと確信できたことです。この点は、患者さんと日々接する中で薄々感じてはいたのですが、自らの体験でわが意を得た思いでした。

専門家の間では、坐骨神経痛の現れるエリアと、腰の異常発生箇所との間に、一定のパターンがあるとされています。そして、その説に従うと、**私のような脊柱管狭窄症では、太ももの外側～ひざの外側にかけての範囲に神経障害は現れないことになっています。ところが実際は、そこに坐骨神経痛が現れると判明したわけです。**

そして2つめの発見は、その坐骨神経痛を治すため、さまざまな方法を試した結果、**「太もも伸ばしストレッチ」**（42ページ参照）が最適とわかったことです。

痛みやしびれがあるほうの脚を外側に回旋させ、ひざ上の内側からぐーっと押すと、**太ももの外側はもちろん、坐骨神経痛が非常に現れやすい太もも裏側までも伸**

ばすことができます。さらに言うと、実はふくらはぎも自然と伸ばされています。

そのため、**固くなった血管組織や神経組織が柔軟になり、血流や神経の流れが改善して、痛み・しびれ・違和感などの解消効果が発揮されるのです。**

事実、実践している最中から非常に気持ちよく、終わった後には「かなり楽になった」と感じられるストレッチなのです。

お尻にある3つの神経への締め付けを同時に解放する

本書では、坐骨神経痛の解消に有効なストレッチを、10種類ご紹介しています。

その中には、痛み・しびれ・重だるさなどが特にひどいとき、その不調が現れている部位にしたがって、積極的に試していただきたいものを3種類用意しています。

「お尻ストレッチ」が作用する３つの神経

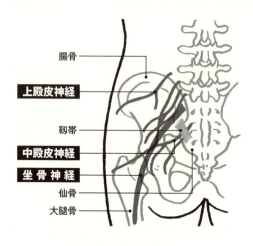

お尻の痛み・しびれ・重だるさの解消に即効性のあるものが、**「お尻ストレッチ」**（44ページ参照）です。

このストレッチを行えば、３個のテニスボールから伝わる適度な刺激によって、**「上殿皮神経」と「中殿皮神経」、そして坐骨神経という３種類の神経を圧迫から解放することができます。**それは、３個のボールの当たる位置をご説明すれば、納得いただけるはずです。

上のイラストを見てください。

三角形の頂点になるボールの位置は、腸骨の上端の縁から下方向に伸びる上殿皮神経のある場所に相当します。

上殿皮神経は、インナーマッスルである中殿筋や小殿筋の過剰な収縮・緊張・硬化によって、神経が腸骨との間に挟まれて締め付けられます。

そこで、**これらの筋肉をテニスボールの適度な刺激で緩めると、この上殿皮神経への締め付けを解消する作用が働くのです。**

また、お尻の穴に近いところのボールの位置は、仙骨から腸骨に向かって伸びる中殿皮神経のある場所に相当します。

こちらは、仙骨と腸骨をつなぐ靭帯の硬化や、仙骨から太ももの骨（大腿骨）の最上部（大転子）につながっているインナーマッスル＝梨状筋の硬化などで、同様に締め付けが起こります。

しかし、このエリアにテニスボールからの刺激が伝われば、**硬化している靭帯や梨状筋が緩まり、神経は圧迫から解放されます。**

そして、残る1つののテニスボールの位置は、坐骨神経の通り道に当たります。**坐骨神経は、この付近ではやはり梨状筋の硬化によって締め付けられやすいのですが、同じくテニスボールからの刺激で締め付けを解消する作用が働くのです。**

ちなみに、中殿皮神経と坐骨神経の内容を読んで、「テニスボールの位置は違うのに、梨状筋がなぜ2回も出てくるのか」と疑問に感じたかたもいらっしゃるかもしれませんね。

しかし、その内容が間違っているわけではありません。

先ほどもお話ししたように、梨状筋とは、仙骨と大腿骨の大転子の間でつながっている筋肉です。

ですから、**お尻の穴に近いほう＝中殿皮神経のある場所に相当するボールの位置は「梨状筋の起始部（始まる部分）」に当たり、体の側面に近いほう＝坐骨神経の通り道に相当するボールの位置は「梨状筋の停止部（終わりの部分）」になるとい**

うことなのです。

なお、筋肉には「骨に付着する起始部・停止部の両端が特に固くなりやすい」という特徴があるのですが、このストレッチでは**梨状筋の起始部・停止部だけでなく、中殿筋の起始部にもテニスボールを置くことになるので、効果は抜群です。**

お尻ストレッチを行うと、こうして神経の流れがグッとよくなり、筋肉がほぐれることで血流も改善するメカニズムが働くため、**とりわけお尻から太ももにかけての痛み・しびれ・重だるさの解消に大いに役立つのです。**

インナーマッスル数種類を同時に緩めて症状消失

太ももやお尻がどうしてもつらいときには、**「脚L字ストレッチ」**（46ページ参照）をおすすめします。

このストレッチを行うと、**硬直しているお尻や太ももの筋肉を緩めることで神経への圧迫を解き、神経の流れが改善して、しびれやだるさなどの症状を和らげることができます。**

やりかたは、これ以上ないほどに簡単ですが、非常に効果のある手法です。私自身も、太ももやお尻がつらいときには、このストレッチをよく実践していました。

この脚L字ストレッチのメリットは、もちろん硬直している筋肉を緩めることなのですが、**その作用が自分の手では届かないインナーマッスル数種類に及ぶことは特筆に値すると考えています。**

太ももやお尻に痛み・しびれ・重だるさが出ている人では、**そうした症状が現れているほうの脚が外側に開きやすいという特徴があります。**症状のあるほうの脚だけが、ずっと外旋した状態になっているかたも少なくないのです。

実は、この状態こそが、お尻や太ももの筋肉が硬直している証拠。特に、**お尻の深層にあるインナーマッスルで股関節の外旋に働く筋肉群（深層外旋六筋）や、太ももにある大腿直筋などが硬直状態にあるため、脚が外側に引っ張られるように開き続けているわけです。**

不調を感じやすいほうの脚をよく観察して、「いつも外側に開いているかも」とわかったかたは、いざというときの対策としてだけでなく、毎日の習慣にもしていただきたいストレッチです。
就寝直前、布団の中で行うようにしてもいいでしょう。

ひざ下のしびれをスーッと消すポイントとは？

ひざ下のしびれや痛みへの応急処置で著効を得られるのは、なんといっても**「腓骨頭矯正」**（48ページ参照）です。

「腓骨頭」とは、ひざから足首にかけての外側にある細長い骨（腓骨）の、いちばん上にある出っ張った部分です。

この、ひざ下の外側の部分には、**坐骨神経から分かれた総腓骨神経が走っています（25ページのイラスト参照）。そして、さらに枝分かれしながら、ひざ下の外側**

↓足の甲↓指先へと伸び、おおよそこの範囲の感覚を担う役割があります。

また、この付近には、同様にひざ下全体へ伸びる動脈・静脈の血管もあります。

わかりやすい言いかたをするなら、腓骨頭は〝**ひざ下の坐骨神経痛のカギを握る関所〟のようなものなのです。**


ですから、このポイントを動かして緩めると、神経圧迫や血流停滞が改善され、ひざ下のしびれなどの症状が大幅によくなるわけです。

ひざ下の症状に悩まされているかたは、想像以上の効果の高さを実感できるはずです。人によっては、その場でしびれがスーッと消えていくほどです。

特別に用意するものもなく、いつでもどこでもできる特効セルフケアなので、ぜひ覚えておくことをおすすめします。

第4章

つらい坐骨神経痛を見事解消した症例集

救急車を呼ぶほどの腰痛・坐骨神経痛が3～4日のストレッチ実践で見事解消

男性・30代・会社員

「あんなに苦しい思いは、もう二度と経験したくありません」

普段はあまり病院に行かないというこの男性は、**体の右側に激しい腰痛と坐骨神経痛が現れて、たまらず救急車を呼び、総合病院に運ばれました。**

ただし病院では、痛み止めの点滴をしてもらっただけで、ほかの処置はなし。結局、数日間の安静指示を受け、処方された鎮痛薬を片手に帰宅したそうです。

その後、3日経っても症状が変わらず、私の治療院にいらっしゃいました。

このときは歩くことすら困難で、なんとか立ってもらって姿勢を確認すると、体はかなり右側にゆがんでいました。さらに、脊椎（背骨）を前後の観点から見ると、本来描いているはずのS字カーブが失われ、ほぼ真っすぐな状態。腰やお尻周りの筋肉はカチカチに張っていて、**咳やくしゃみをすると腰に響くとのことで、「長期間の腰痛歴があるはず」とピンときました。**

男性に確認すると、本書のセルフチェックでの【坐骨神経痛タイプA】にある症状（20ページ参照）を何度も感じていたそうです。さらに専門的なテストをすると、もともとは左側の腰に痛みがあり、その痛みをかばうためにゆがんだ姿勢を続けた結果、右側に激しい腰痛・坐骨神経痛が現れたことも判明したのです。

そこで、脊椎のゆがみを矯正する施術を行い、正しい姿勢を指導しました。

自宅では、お風呂に入って筋肉を緩めてから**「仙腸関節ストレッチ」**（30ページ参照）や**「おっとせい体操」**（32ページ参照）を積極的に行ってもらい、さらに**「お尻ストレッチ」**（44ページ参照）なども適宜実践してもらいました。

すると、**わずか3〜4日で、右側の腰痛と坐骨神経痛が消失。**その後もセルフケアを続けると、根本原因の左側の腰痛もなんと10日ほどで消えたのです。

右脚全体に広がっていたしびれが2週間で消え、20年来の腰痛も大幅に改善！

男性・60代・会社員

この男性は20年来の腰痛持ちで、いくつもの病院・整形外科にかかっては、椎間板ヘルニアや脊柱管狭窄症と診断されていたそうです。

私のもとに来たときには、**右腰の痛みに加え、右脚全体に常にしびれがあるような状態でした。**

私はまず、それまでに**〝椎間板ヘルニアや脊柱管狭窄症の原因〟と病院で指摘された骨の変形は、変形だけなら60代の９割に見られる現象なので心配不要とお伝えしました。**

そのうえで、坐骨神経痛の原因である腰痛、さらにその腰痛の根本原因を探ると、仙腸関節の機能不全に行き当たりました。このかたの場合は、右側の仙腸関節がほとんど動かず、おかげで歩くときには右に偏った重心になり、全身の右側にさまざまなトラブルを招いていたわけです。

ですから早速、動きが悪くなっていた右側の仙腸関節を緩める施術を行い、自宅でも**「仙腸関節ストレッチ」**(30ページ参照)を行ってもらいました。

また、毎日のデスクワークでは、2時間に1回くらいの頻度で「腰ひねりストレッチ」(38ページ参照)を実践してもらい、仕事中はイスに深く座ることも心がけてもらいました。すると、**約2週間後の3回目の来院時には、右脚全体に広がっていたしびれが消えていて、腰の痛みや重だるさも大幅に改善されていたのです。**

ちなみに、このかたは趣味でウォーキングをされていたので、その際は**右肩が下がらないように気を配りつつ、特に右腰を後ろにひねるような意識で歩くようにお願いしました。**130ページの内容を、そのまま実行したということです。ストレッチと、日常生活上の工夫をすることで、相乗効果が現れた好例です。

「手術しかない」と言われた腰痛からきた坐骨神経痛が即座に治まってびっくり仰天

女性・40代・主婦

この女性は、ドイツから来院されました。**右太ももの外側〜前側にかけて坐骨神経痛のしびれ・麻痺しているような感覚があり、腰痛はほとんどない状態でした。**

ドイツでは複数の大病院で診てもらい、MRIの画像検査で、仙骨の上部の骨が大きく割れ、前方に位置がズレた「すべり症」の診断を受けていました。**ある病院では手術をすすめられ、別の病院では経過観察をすすめられたそうです。**

実際にMRI検査の画像を見せてもらうと、私でも驚いてしまうほどの〝すべり度合い〟でした。ただし、話をよくよく聞いてみると、ひどい転倒や尻もちの経験はゼロ。専門的な分析の目安となる、「すべっている部位」と「しびれの発生部位」との関連性もなし。さらに、過去の腰痛歴を問うと、20年以上前に長時間座りっぱなしの仕事をしていた頃にも腰痛があったとのこと。

つまり、**すべり症による【坐骨神経痛タイプB】**と、**椎間板ヘルニアによる【坐骨神経痛タイプA】の要素が交じったミックスタイプの典型例だったのです。**

現状では、第3腰椎や第4腰椎、仙腸関節の異常がしびれを生み出している可能性が高いため、まずは腰椎と仙腸関節を調整するための施術を行いました。本書にあるセルフケア法で言えば、**「おっとせい体操」**（32ページ参照）**「ひざ抱え体操」**（34ページ参照）や**「仙腸関節ストレッチ」**（30ページ参照）を手技で行ったのと同じことです。また、しびれている部位の収縮・硬化した筋肉を緩めるため、「体外再生圧力波」（166ページ参照）による治療を行いました。

すると、なんと**その日の夜に、「しびれが消えました！」と電話がきました。「手術しかない」とも言われた腰痛からきた坐骨神経痛が、即座に治まったのです。**

今でもドイツからメールをくださいますが、まったく再発していないそうです。

「座って仕事ができない」と本当に困っていた太もものビリビリしたしびれがスーッと解消！

女性・50代・医師

このかたは、左の腰に椎間板ヘルニアが確認され、脊柱管狭窄症の診断も受けたことがある女性で、左太ももの後ろ側や前側のしびれが悪化して来院されました。内科医として長時間座って診療を続けていると、常にしびれがある**太ももの裏側がさらにビリビリと痛くなり、座り続けるのがつらいと言います。**また、車の運転も長時間はできないそうです。

これらの症状や、さらなる問診などから、**ヘルニアと狭窄症のダブルの診断を受けてはいるものの、ひどいしびれは主にヘルニアが原因と判断できました。**20ページのセルフチェックにもあるように、**「座位がつらい」「常にしびれがある」という**

のは、椎間板ヘルニアによる【坐骨神経痛タイプA】の典型的な症状です。

また、**左の股関節に変形性股関節症があるとのことで、**左の股関節の可動域（動く範囲）が狭くなり、股関節から脚全体が外旋した結果、左斜め前に偏った重心が左のヘルニアを悪化させたとも考えられました。さらに、股関節の可動域が狭くなったことが、太ももの前側周辺にある筋肉を収縮・硬化させた可能性も大です。

そこで、まずは、左の股関節の可動域を広げつつ、**〝股関節を安定させよう〟と無意識に力が入っていた太もも・お尻の筋肉を緩める施術を行いました。**

ご自宅では、**「基本のストレッチ」3種類**（30～35ページ参照）に加え、**「お尻ストレッチ」**（44ページ参照）で中殿筋というお尻の筋肉を重点的に緩めてもらい、**「太もも伸ばしストレッチ」**（42ページ参照）も実践してもらいました。

また、患者さんを問診する際の体のひねりかたを従来とは逆にして、アンバランスな重心を矯正する工夫も取り入れました。

その結果、約1週間で、坐骨神経痛の全症状が気にならないほど消失したのです。

まったく動かせなかった足首がスッと動いた！
重度の坐骨神経痛を見事克服

女性・60代・元体育教師

「以前は腰痛や坐骨神経痛に悩まされていましたが、今はもう痛みはなくなりました。でも、左脚のひざ下がうまく動かせません。スリッパはよく脱げるし、階段を下りるのも怖くて……。でも、治したいんです」と相談にいらした女性です。

つまり、**坐骨神経の支配する感覚・知覚に関わる障害がなくなった一方、〝より重症〟の運動に関わる障害だけが残ったという珍しいケースでした。**

大学病院も受診されていて、**神経速度反応を測ってもらったところ、反応速度が遅く、異常ありと診断されたそうです。**しかし、さんざん検査されたあげく、「筋トレしてください」と言われただけ。そこで、当院へいらっしゃったのでした。

実際に足首を見せてもらうと、確かにご自身ではほぼ動かせないような状態。当院でもさまざまなチェックをした末、まずは以前あったという腰痛に着目し、**腰の血流や神経の流れを改善することから始めました。**

具体的には、「関節包内矯正」の手技による施術で、仙腸関節の調整を真っ先に行いました。この関節包内矯正の理論に基づく施術法は、〝狙った関節〟の動きをよくすると同時に、周囲の血液・神経の流れをよくする効果があります。**本書にあるセルフケア法でも、テニスボールを使って実践するストレッチは、この関節包内矯正の施術を誰もが簡単に実践できるよう改良したものです。**さらに念のため、首や左ひざの関節の調整や、体外再生圧力波（166ページ参照）も行いました。

すると、左脚のひざ下が、その場でスッと動くようになったのです。

その後、**「基本のストレッチ」３種類**（30〜35ページ参照）や**「腓骨頭矯正」**（48ページ参照）、**「太もも伸ばしストレッチ」**（42ページ参照）などを2カ月続けてもらったところ、左の足首は思い通りに動かせるほど回復されたのです。

再発した太もものしびれや違和感がセルフケアと日常生活の工夫ですっきり！

女性・60代・主婦

この女性は、椎間板ヘルニアによるひどい腰痛と坐骨神経痛で、過去に当院へいらっしゃったことがあります。そのときは、施術とセルフケアが奏功し、痛みを解消できました。しかし、久しぶりにお電話があり、「すみません、私が余計なことをしたばっかりに……」と泣いていらっしゃるのです。

話を聞くと、**ヘルニアの痛みの解消後は、孫の面倒や家事にも精を出せるようになり、趣味でホットヨガを始めたそうです。**冷えは坐骨神経痛にも腰痛にも大敵なので、ホットヨガは悪くはないのですが、行ったポーズに問題がありました。

座った状態で大きく開脚し、上半身を床にベタッとつけるように前屈した途端、

激しい腰痛と坐骨神経痛が再発したのです。本書のタイプ分類では**【**坐骨神経痛タイプA**】**に相当し、5ページの「症状の進行・悪化の目安」ではレベル5の状態です。地元ですぐに手術を受けたそうですが、腰の痛みは取れたものの、太もも全体にしびれ・違和感が残ってしまい、後悔のあまりお電話をくださったのです。

私は、椎間板ヘルニアに由来する神経圧迫への対策として、特に**「おっとせい体操」**（32ページ参照）をおすすめし、できる範囲で**「仙腸関節ストレッチ」**（30ページ参照）や**「テーブルで腰反らし体操」**（36ページ参照）、**「脚L字ストレッチ」**（46ページ参照）を実践してもらいました。また、家事の草むしりなどで股関節を深く屈曲させたしゃがみ姿勢を取ると、腸腰筋や大腿四頭筋などの筋肉に負担がかかり、坐骨神経痛を増幅させる恐れがあるので避けるようにお伝えしました。

再び電話連絡を受けたのは、10日後のこと。こうしてセルフケアと日常生活の工夫をしただけで、しつこく残っていた脚のしびれは感じなくなったそうです。

私は電話で指導しただけですから、まさに自分で治した例と言えるでしょう。

足裏を針で刺すようなしびれ・間欠性跛行・冷え・こむら返りも3カ月ですべて解消！

男性・70代・元国家公務員

この男性は、**脊柱管狭窄症の代表的な症状・間欠性跛行で100メートルも歩けないほどの状態でした。**歩き出してしばらくすると、左右両方の足裏に〝針で刺すようなしびれ〞が出るのです。**診断を受けた病院から手術をすすめられたものの、「どうしても手術はしたくない」と言って来院されました。**

これまでの腰痛歴をうかがうと、**昔からぎっくり腰を繰り返し、こむら返りも頻繁に起こっていたと言います。**さらに現在の状態を考慮すると、本書のセルフチェック結果に当てはめるなら、潜在的には【坐骨神経痛タイプA】の要素もありつつ、【坐骨神経痛タイプB】の傾向が少し強いミックスタイプに相当します。

タイプBの傾向が強いのですから、**下半身はいつも冷えていて、外出先での冷気にもきわめて敏感でした。**そこで毎日、39度くらいの湯に10分以上浸かって全身を温めてもらうとともに、**「基本のストレッチ」3種類**（30〜35ページ参照）や**「テーブルで腰丸め体操」**（40ページ参照）をこまめに実践してもらいました。

また、**「ひざ抱え体操」**（34ページ参照）でも脊柱管の狭まっているスペースを広げる作用がありますが、さらに外出先でもできる有効手段として、日常的に腕を組む習慣（126ページ参照）などを取り入れるように指導しました。

その結果、**3カ月後には足裏のしびれが消え、冷えやこむら返りも無縁な状態に。間欠性跛行の症状もほぼなくなり、休憩なしで50分も歩けるほどになりました。**

ちなみに、椎間板ヘルニアからくる【坐骨神経痛タイプA】の傾向が強い場合は、適切なケアで短期間に治ることもありますが、このかたのように【坐骨神経痛タイプB】の傾向が強いと、もう少し時間がかかるケースが多いものです。しかし、正しいケアを続ければ、痛み・しびれは必ずよくなることを象徴している実例です。

第5章

坐骨神経痛を自力で治すために知っておきたい日常生活の知恵

生活習慣を少し変えるだけで、トラブル解消の〝追い風〟が吹く

坐骨神経痛を発症すると、**痛みやしびれから安静を好む生活スタイルになり、なにごとにも消極的になってしまう人がいます。**なかには、ほとんど体を動かさないかたもいらっしゃいます。

しかし、私が接してきた多くの患者さんの例からすると、**そのような〝坐骨神経痛とのつき合いかた〟を続けていても、不調が消えることはまずありません。**

ほんとうに痛みやしびれを消したければ、トラブルの原因になっている関節や筋肉を上手に動かし、その他の坐骨神経痛対策として有効なセルフケアも、できるだけ積極的に行うことがいちばんです。

この点は、数多くの患者さんを見ていても確信できますし、坐骨神経痛を自ら治した私自身の経験からも、声を大にしてお伝えしたいことです。

前述した「関節や筋肉を上手に動かす」ための方法については、すでに存分にご紹介しました。具体的な内容は第1章にある各種ストレッチであり、それぞれの動作がいかに有益な作用をもたらすかについても第3章で詳しくご説明しました。

そこで、ここからは、「その他の坐骨神経痛対策として有効なセルフケア」を順に挙げていきたいと思います。

こちらの具体的な内容はいくつかありますが、すべてに共通していることがあります。

坐骨神経痛につながる腰痛・筋肉の機能低下・血流停滞などの原因である「悪い生活習慣」を改め、反対にそれらを改善に導く「いい生活習慣」を取り入れるとい

うことです。

今まで無意識に繰り返してきた姿勢・動作・行動パターンをちょっと改めるだけで、痛みやしびれの進行防止と改善にとても役立ちますし、なによりも第1章にある各種ストレッチの効果を確実にアップさせます。

坐骨神経痛とのつき合いかたを変えれば、痛み・しびれ・重だるさ・違和感などを断ち切るうえで、あなたには〝追い風〟が吹くのです。

なお、以降のさまざまなセルフケア法は、どれも簡単に取り組めるものばかりですが、すべてを実践しなければいけないわけでもありません。

悪い生活習慣で自分に当てはまっているものがあれば改める。いい生活習慣で始められそうなものがあれば取り入れてみる――。

まずは、これぐらいの気持ちからでもいいので、坐骨神経痛との日常的なつき合いかたを変えていきましょう。

脊柱管狭窄症からくるしびれには「腕組み」が効く

そもそも、大多数の坐骨神経痛を引き起こす腰痛は、日常のよくない姿勢や動作などが積み重なった結果として現れます。

そうした**すべての姿勢や動作の基本となる「立ちかた」のコツを、最初にお話ししましょう。**

椎間板ヘルニアからくる坐骨神経痛、つまり20ページにあるセルフチェックで**【坐骨神経痛タイプA】**の項目が多数当てはまった人にとって、**最善の立ちかたは体重の約7割を後ろにかけるようにした、「後方重心の立ち姿勢」です。**

そして、腰を少し反らせるぐらいの感覚で、背筋を伸ばす意識を持つようにしましょう。

こうすれば、**〝体のいちばん後ろ側〟にある脊椎（背骨）にバランスよく体重が乗せられるうえ、知らず知らずのうちに前傾姿勢になることをかなり防げます。**

これまでに、前かがみの悪い姿勢が習慣になっている人では、後方に重心をかけた姿勢を取り続けると、少しキツい感覚になるかもしれません。

しかし、コツをつかんで慣れてくると、「楽になった」と思うはずです。

また、**こうした立ちかたが習慣になると、脊椎が本来のS字カーブを徐々に取り戻していくようになります。**

そのため、「後方重心の立ち姿勢を普段から心がけるようにしただけで、腰痛や坐骨神経痛が軽くなった」というかたもいらっしゃるほどです。

一方、主に脊柱管狭窄症からくる坐骨神経痛、つまり、セルフチェックで**【坐骨神経痛タイプB】**の項目が多く当てはまったかたは、状況に応じて立ちかたに工夫をこらすことをおすすめします。

つまり、**症状が強いときには、前後の重心バランスをおおよそ「5対5」に、それほど症状が出ていないときには腰をやや反り気味にして「ちょっと痛いぐらい」の立ち姿勢にするのです。**

「ちょっとめんどうだな」と感じる人もいるかもしれませんが、タイプBのかたが腰痛と坐骨神経痛の症状を複雑化させないためには、このバリエーションが重要なポイントになります。

現代的な生活スタイルにおいては、多くの人たちがスマートフォン・携帯電話・パソコンなどを長時間使い、いつまにか前傾姿勢になってしまう機会が急増しています。

また、**病院や整形外科などで、脊柱管狭窄症・腰椎すべり症・腰椎分離症の診断を受けたかたでは、〝体を丸めると楽〟とすでに感じていたり、医師から「体を反らさないように」と言われていたりして、ついつい前かがみの姿勢になりがちです。**

しかし、いくらタイプBの傾向があっても、それでは63ページでお話ししたように、潜在的に抱えているタイプAの原因・症状を顕在化させてしまう可能性が出てきてしまうのです。

ただ、このタイプBのかたには、坐骨神経痛の症状が強いときに一瞬で行えて、痛みやしびれをかなり抑えられる秘策もあります。

それはずばり、「腕組み」です。

特に難しいことを考えず、立ち姿勢で腕組みをすると、私たちの体にはおおよそ肩甲骨の高さで〝水平軸〟ができ上がります。

そして、よけいな力が入っていないことで、腕の重みに重力が加わり、その水平軸を頂点として背中側に緩やかな丸みが形成されます。

すると、**腰椎の後ろ側で狭まっていたスペースが広がり、神経の圧迫度合いが緩**

和され、坐骨神経痛の症状は和らいでいくわけです。

このような痛み・しびれを抑えるメカニズムは、「ひざ抱え体操」（34ページ参照）や「テーブルで腰丸め体操」（40ページ参照）でも働きますが、「いつでも」「どこでも」「なにも道具がなくても」簡単にでき、しかも人目を気にせず行えるという点では、腕組みに勝るものはないでしょう。

坐骨神経痛タイプBのかたにとっては、覚えておいて損はないテクニックです。

痛み・しびれがある側の腕を後方へよく振りながら歩くと◎

立った状態から動く＝歩くという行動にも、当たり前ですが日常生活中で多くの時間を割いていますから、いくつかのポイントを意識したいところです。

最もたいせつなのは、やはり歩くときの姿勢です。

セルフチェック（20ページ参照）で【坐骨神経痛タイプA】の項目が多く当てはまったかたは、前項でお話しした立ち姿勢と同じく、**体重の約7割を後方にかけるように意識しながら歩くようにしましょう。**

ただ、そのように意識しても、歩くことは前に進む動作なので、たいていの人は「いつのまにか前方に重心をかけて歩いていた」となりがちなので、できるだけ気を配るようにしてください。

セルフチェックで**【坐骨神経痛タイプB】**の項目が多く該当したかたは、**「痛みが出る寸前の角度に腰を伸ばした姿勢」で歩くようにしてください。**

このタイプの傾向が強いかたは、やはり前項の立ち姿勢でご説明したように、痛み・しびれを避けようと前かがみになりがちです。さらに、歩くことが前進動作であることも、前かがみの姿勢になることに拍車をかけてしまいます。

しかし、これも立ち姿勢の場合と同じく、腰痛と坐骨神経痛を複雑化しないために、腰を伸ばして歩いていただきたいということなのです。


とにかく、いずれのタイプにしても、**これまで歩く習慣があまりなかった人は姿勢をまずは意識し、10分間続けて歩くことを目標にしてみてください。**

痛みやしびれで長く歩けない間欠性跛行の症状がある場合は、数分間歩いては休むことを繰り返し、合計で10分になればＯＫです。


歩くスピードや距離については、特に気にしなくてけっこうです。

前進動作である歩きのスピードを上げようとすると、またもや前傾姿勢になる兆候が現れやすくなります。また、やせるためにカロリー消費量を増やしたいわけでもないため、一定以上の長さを歩く必要もありません。

姿勢のほかで、坐骨神経痛の解消・改善に有益なコツとなれば、手と脚の効率的な動かしかたを身につけるといいでしょう。

いい姿勢で腕をよく振り、特に、痛みやしびれがある側の腕を後方へよく振ることを意識的に行うと、**「腰ひねりストレッチ」**（38ページ参照）と同じような作用が腰椎に加わることになります。

また、**後ろ脚を蹴り出すときにひざをよく伸ばすと、「第二の心臓」とも呼ばれるふくらはぎのポンプ作用がよく働き、坐骨神経痛にかかわる下半身全体だけでなく、全身の血流状態までよくなるのです。**

イスに座るときは〝意外な落とし穴〟に注意！

イスに座ることとは「立っているよりも楽」と思われがちですが、坐骨神経痛持ちのかたにとっては〝意外な落とし穴〟があるので要注意です。

理想的な状態は、骨盤が前傾しないようにイスに深く座り、腰を背もたれの最下部につけながら、上半身は立っているときの理想的な姿勢（123ページ参照）と同じ角度でキープ。下半身はひざが直角に曲がった状態にすると、骨盤の前傾を防ぎやすく、安定感も増すのでおすすめです。

そして、背もたれやひじ掛けはなるべく使わず、自分の力で体を支えられるようにします。

坐骨神経痛のある人にぜひ注目していただきたいのは、座面の「高さ」と「硬さ」です。

イスの座面が低すぎると、どうしても前かがみの姿勢になりがちで、腰に負担がかかりやすいうえ、両脚を屈曲させる角度がきつくもなるので、坐骨神経痛が強まる可能性を高めてしまいます。

ですから先述したとおり、**ひざが直角になる状態を作れる座面のイスを、できる**

だけ使うようにしましょう。

もうひとつ、座面の硬さにも注目してください。

座面が硬い材質だと、お尻や太もも裏などの〝接触する部位〟が刺激されてしまい、痛みやしびれを強めてしまうことが少なくありません。また、座ったときに冷たく感じられる材質の座面の場合でも、同じことが言えます。

そのため、**座面が柔らかめの材質・冷たく感じない材質から作られているイスを選ぶのがおすすめです。**

外出先などで、望ましくないイスにどうしても座らないといけない状況になったら、座布団・ひざ掛け・マフラー・ショールなど、使えそうなものはフル活用して予防策を取りましょう。〝巻きもの〟なら、太ももからひざにかけてグルッと包み込むのもいい方法です。

この点は、〝坐骨神経痛の大敵〟である低気温の環境では、いっそうたいせつなことになります。

ただし、どのような状態だったとしても、イスに長時間座りっぱなしはよくありません。**30分～1時間ほど座り続けたら、一度は立ち上がり、腰をはじめとした全身の関節に休憩を与えてください。**

座っている間、「**腰ひねりストレッチ**」（38ページ参照）や「**腓骨頭矯正**」（48ページ参照）を行うのも、痛み・しびれ対策としてとても有効です。

床やたたみに直接座ることは、坐骨神経痛がある人はなるべく避けるのが無難です。しかし、どうしてもせざるをえないシーンもあるでしょう。

そんなときの座りかたで第一候補になるのは、やはり正座です。

椎間板ヘルニアを患っている人や、セルフチェック（**20ページ参照**）で**【坐骨神経痛タイプA】の項目のほうが多く当てはまった人では、正座をし、上半身は立つ**

ときと同じ角度を維持していると、案外楽に感じられることもあります。

しかし、正座で脚にしびれが出やすいかたが多いのは事実です。

とりわけ、脊柱管狭窄症の人、セルフチェック（20ページ参照）で**【坐骨神経痛タイプB】**の項目が多く当てはまった人では、その割合が多いと思います。

そうした場合は、**「アヒル座り」**を試してみましょう。

アヒル座りとは、**正座の状態から両脚のひざ下を外側に広げ、お尻を床にペタンとつける座りかたです。**

下半身をこの状態にしながら、上半身を立つときと同じ姿勢で座ると、ひざ下に自分の体重の負荷がかからないので、神経や血管の圧迫を避けられます。

その結果、脚のしびれをかなり防ぐことができます。

あぐらや横座り（両脚を左右どちらか一方へ崩した座りかた）は、どのようなかたにとってもＮＧの座りかたです。

あぐらでは、どうしても骨盤が斜めになってしまい、腰や背中が大きく曲がり、椎間板に大きなプレッシャーがかかってしまいます。

横座りでも、歪んだ圧力が骨盤にかかり、きわめて不自然な姿勢・体勢になってしまいます。

その結果、お尻や脚の痛み・しびれが増長されてしまうからです。

眠っている間にもできるセルフケア法とは？

椎間板ヘルニアと脊柱管狭窄症、セルフチェック（20ページ参照）でのタイプ分類の違いを問わず、**夜寝るときのいちばんの姿勢（体勢）は、背すじとひざを伸ばした仰向けです。**

ところが、**重度の椎間板ヘルニアを患っていたり、【坐骨神経痛タイプA】の傾**

向が強かったりすると、こうした姿勢を取れない場合があります。その理由は、仙腸関節がガチガチに固まっているためか、椎間板の圧が上がりすぎているためです。

痛くてどうしても仰向けになれない日は、横向きになったり、ひざを曲げたりしてもいいでしょう。

しかし、腰をはじめとした全身の関節にとっていい姿勢は、あくまでも全身を伸ばした仰向けが基本です。それは、筋肉・靭帯（骨と骨をつないで安定させる組織）などの組織や、坐骨神経痛の予防・改善・解消の観点からも、変わりません。

ですから、それほど調子が悪くなければ、せめて眠りにつくまでの間でも、背すじとひざを伸ばした仰向けをなるべくキープするようにしましょう。

また、**寝るときの姿勢に影響する寝具については、少し硬めの敷き布団を使い、枕は外すか、低いものを使うようにしましょう。**

こうした睡眠環境を作り、背すじとひざを伸ばした仰向けで寝ていると、それだけで脊椎本来のS字カーブを取り戻す効果もあります。

実際に眠ってから行う「**寝返り**」**には、腰椎を含めた脊椎（背骨）の柔軟性・しなやかさを高める作用があり、やはり腰痛や坐骨神経痛の予防・改善・解消にプラスに働きます。**

〝本人が無意識のうちに実践できている優秀セルフケア〟なので、家族の人たちは「寝相が悪い」などと指摘せず、温かい目で見守ってあげてください。

おふろと使い捨てカイロは〝強力な武器〟

132ページで、低気温の環境が〝坐骨神経痛の大敵〟であると述べたとおり、冷えはとにかく遠ざけるのが賢明です。

冷えれば冷えるほど、腰の関節や筋肉などの組織が固くなり、血液や神経の流れも悪化して、症状の悪化を招いてしまうからです。

冷えを防ぎ、体を温めるための積極的手段として、うまく利用したいのは「おふろ」と「使い捨てカイロ」です。

不調を根本的に治すには、第1章にあるストレッチや体操をやはり実践していただきたいのですが、〝応急処置〟としてはおすすめできる方法です。

私自身も、坐骨神経痛に悩まされていたときはよく活用していました。

坐骨神経痛対策におふろを役立てるためのポイントは、39度ほどの少しぬるめのお湯をバスタブに張り、首まで浸かって全身を芯から温めること。おふろで全身を温めることを習慣化すると、痛みやしびれの度合いが軽減されるはずです。

ただし、全身浴はのぼせやすいので、一回の入浴でバスタブのお湯に浸かっている時間は、基本的には10分程度にします。

しかし、症状がひどいときには、長めに20分ほど浸かってもかまいません。それだけで、かなり楽になるはずです。時間に余裕があれば、朝と晩の1日2回入浴してもけっこうです。

ただ、これらの場合はよりいっそう、のぼせに注意してください。

健康にいいイメージのある半身浴は、あまりおすすめできません。

お湯に浸かっていない首が冷えやすく、その冷えが背中の筋肉（脊柱起立筋など）を伝わって、腰にまで届きやすいからです。坐骨神経痛の症状の主な原因は腰のトラブルにあるとわかった今、これではせっかくの痛み・しびれの解消効果が半減してしまうことはご理解いただけるはずです。

ですから、前述した全身浴をするようにしましょう。

もちろん、おふろから出たら、湯冷めに注意してください。

入浴中に髪を洗ったなら、髪の長い人は特に、濡れた髪をドライヤーですぐ乾かすようにします。さもないと、せっかく温まった首がたちまち冷え、その冷えがやはり背中の筋肉を伝わって腰まで届く可能性があるからです。

こうした入浴のポイントさえ覚えておけば、バスタイムは痛み・しびれ対策にとても有効な手段になります。

使い捨てカイロを利用するときのポイントは、貼る位置です。

現れている症状の強さにもよりますが、できればここでは節約よりも、痛みやしびれの抑制・軽減・改善を重視し、複数のカイロを同時に使うことをおすすめします。その複数のカイロのそれぞれを適切な位置に貼れば（次ページのイラスト参照）、坐骨神経痛に対抗する〝強力な武器〟になります。

優先的に貼っていただきたいのは、①「股関節の後ろ側」、②「仙腸関節の少し外側」、③「腓骨頭の少し後ろ側」の3カ所です。

これらの位置は、まさに坐骨神経の走行ルート上にあり、痛みやしびれの解消・

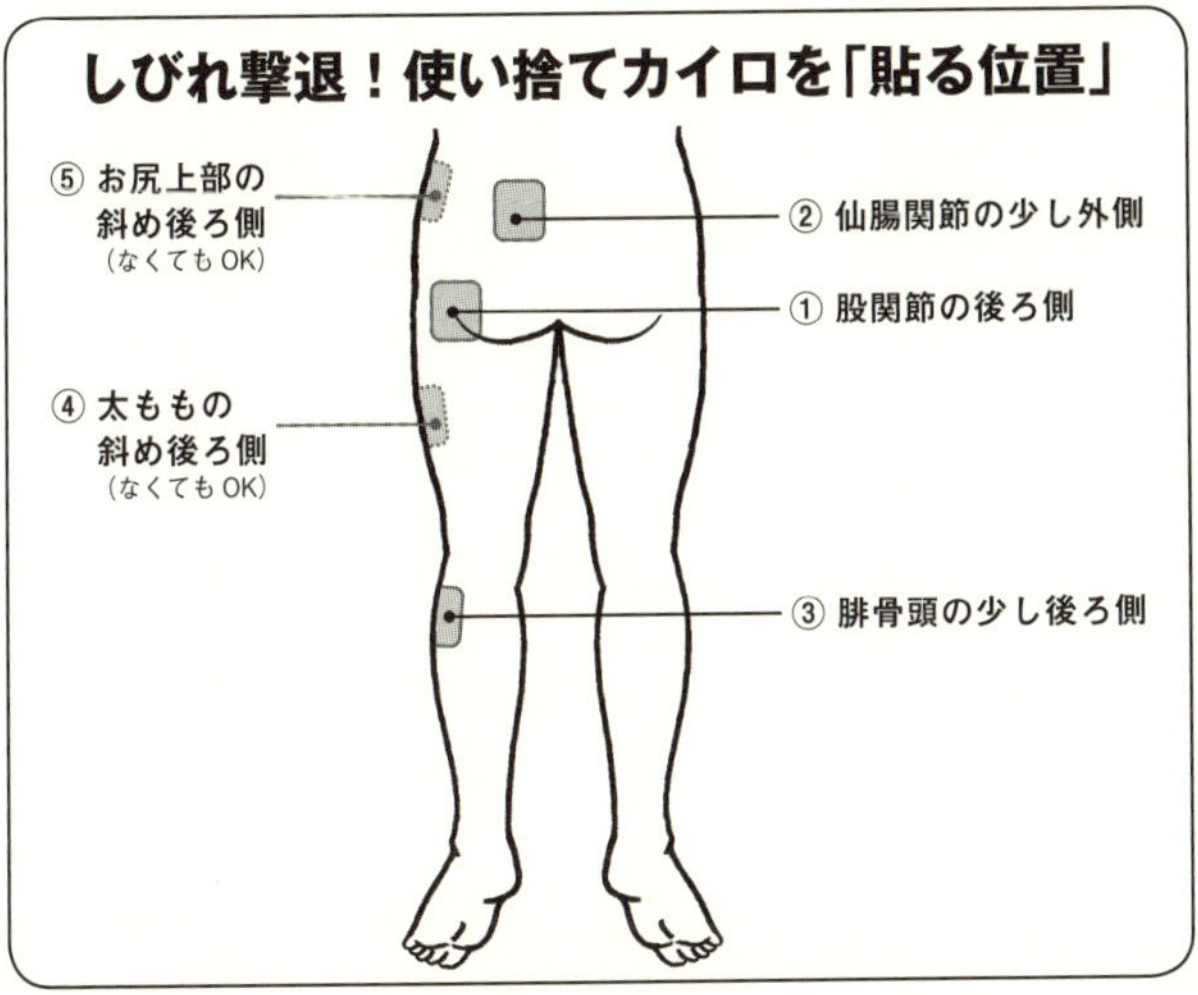

改善のカギをにぎる重要箇所です。

ここまで読んでいただいたあなたなら、すでにもうピンときていたかもしれませんね。

これらの位置については、イラストを見ていただければ一目瞭然とは思いますが、念のため少しだけ補足をしておきましょう。

①の位置は、厳密に言うと、股関節を構成している太ももの骨（大腿骨）の上端外側の部分（大転子）に当たります。ただ、そんなに難しいことは考えず、〝お尻と太ももの境

目〟と覚えておくだけでもじゅうぶんです。

②の位置は、第1章にある**「仙腸関節ストレッチ」**（30ページ参照）を参考にしていただければ、すぐにわかるはず。③の位置も、第1章の**「腓骨頭矯正」**（48ページ参照）を参考にすれば探し当てられるでしょう。

②と③については、「少し外側」「少し後ろ側」という言葉を使っておきましたが、レギュラーサイズのカイロを使うなら、それほど気にしなくてだいじょうぶ。ミニサイズを使うときだけは、少し意識するようにしてみてください。

また、もしも上記3カ所以上にプラスして貼るなら、**④「太ももの斜め後ろ側」**、**⑤「お尻上部の斜め後ろ側」に追加するのがいいでしょう。**

こちらは、坐骨神経の走行ルート上ではありませんが、痛みやしびれの原因を作り出す筋肉の上に該当します。つまり、それらの筋肉を温め、緊張・収縮・硬化を緩めることが、神経圧迫の軽減につながるのです。

ちなみに、カイロの代わりに温湿布を使う手もありますが、こちらは使い始めてから15分ほどで温熱効果がほぼなくなると言われています。**これでは、筋肉の奥にある関節・血管・神経まで深くたどりつかないので、あまり効果を期待できないというのが正直なところです。**

最後に、あえて言うまでもないかもしれませんが、カイロを使用する際は、低温やけどに注意するようにしてください。

現代人は、気温が下がる冬に限らず、一年を通してエアコン・空調機などからの風にさらされています。坐骨神経痛のあるかたは、くれぐれも気をつけるようにしてください。

特に女性の場合、症状が現れているときはファッションも影響してきます。痛みやしびれが強いときには、スカートよりもパンツスタイルを選ぶのが賢明です。近年人気の、温感効果のある下着類を利用してもいいでしょう。

自転車をよく使う人は、「サドル」に気を配ろう

坐骨神経痛で困っている人の中には、運動・移動の手段として自転車をよく使っているかたが少なくないようです。

自転車を利用することの主なメリットは2つあります。

①腰を丸める姿勢になることで、本書20ページのセルフチェックで坐骨神経痛タイプBに多く当てはまった人や、脊柱管狭窄症の人などは、痛みが楽になる

②ペダルを漕ぐことで脚の筋肉の「ポンプ作用」が働き、血流改善が期待できる

という2点です。

ですから、皆さんも適宜使ってみるといいでしょう。

ただし、注意すべきことが3点あります。

1つめは、サドルの面積と硬さです。

サドルの面積が小さいと、座ったとき、上半身の体重が仙骨に集中的にかかります。それが仙腸関節のロッキングにつながり、坐骨神経痛の悪化にもつながりかねません。

また、132ページの「イスの座面」の注意点と同じく、**サドルの材質が硬いと、ペダルを漕ぐたびにお尻や太もも裏などの〝接触する部位〟が刺激され、痛みやしびれを強めてしまうことがあります。**座ったときに冷たく感じられる材質の座面の場合も同様です。

こうした理由から、面積が大きめで、柔らかめの材質・冷たく感じない材質で作られたサドルの自転車を利用するのがいいでしょう。

2つめの注意点は、特にスポーツタイプの自転車の場合、乗っている間はずっと

前傾姿勢を取ることになり、セルフチェック（20ページ参照）で坐骨神経痛タイプAに多く当てはまった人や、椎間板ヘルニアを患っている人では、やはり坐骨神経痛を強めてしまう可能性があるということです。

そして、**最後の３つめは、いくら便利とはいっても、移動のときに自転車ばかり使わず、歩くほうを重視していただきたいということです。**

腰痛や坐骨神経痛にまつわるトラブル解消に、自転車に乗ることと歩くことのどちらが総合的に役立つかと問われれば、答えは間違いなく歩くことのほうです。

もちろん、なにもしないでいるよりは、自転車を使ってでも動くほうが望ましいのですが、たとえ数分でもいいので、自分の脚で歩きながら、全身の重心のかけかたなどを学び、意識する習慣を持っていただきたいと思います。

坐骨神経痛に不向きな運動を知っておく

運動・スポーツに当てはまる話を進めると、世間では「健康増進のためには水泳や水中ウォーキングがいい」と言われていますが、坐骨神経痛のかたは控えておくほうがいいでしょう。

水泳・水中ウォーキングに関しては、関節への負荷が少なく、筋力を効率的につけられるのは事実ですが、水の中では〝坐骨神経痛の最大の敵〟である「冷え」に襲われてしまうのが大きな問題です。

たとえ温水プールでも水温は30度前後で、体温よりも確実に低いので、体はどうしても冷えます。痛みやしびれを悪化させたくなければ、これらの運動は避けておくのが無難な選択です。

「飛んだり跳ねたりする運動」も、ひとことで言えばＮＧです。

なぜなら、バレーボールやバスケットボールなどの上下運動が激しい運動は、腰の関節や椎間板にかかるプレッシャーを高めてしまうからです。

同じように、ジョギングやマラソンも、走り続けるうちに体重と地面からの反発による強い衝撃を何度も受けるため、腰痛や坐骨神経痛があるうちはやめておいたほうが無難です。

そのほか、ゴルフや野球、テニスなど、「体の片側だけを同じ方向に何度もねじる運動」も、あまりよくありません。あまりに偏った動きを繰り返しているうちに、腰椎と骨盤にねじれ関係が生じやすく、腰の部分で神経が通っている脊柱管のスペースが狭まっていきます。

そのため、本来は控えていただきたいのですが、人間関係などの事情から「どうしてもやらざるをえない」という場合には、プレー前後に入浴して腰・両脚を温めたり、ボールを打たないときは姿勢を正したりするなどして、できる限りのフォローをするようにしてください。

このように、すべての運動が健康作りに万能なわけではなく、ことさら坐骨神経痛に不向きなものがあることを知っておくのも意味があると思います。

第6章

よくある疑問にすべて答えます！痛み・しびれ解消サポートQ＆A

Q **太ももの裏側や外側に症状が現れるケースが多いそうですが、私の場合、太ももの前側が痛みます。いい対策はありますか?**

A **「腸腰筋ストレッチ」がぴったりです**

68ページでもお話ししたように、私の治療院を訪れるかたの中にも、太もも前面(おなか側)の痛みを訴えて、「この坐骨神経痛をなんとかしてください」とおっしゃる人が少なくありません。

ただし、**太もも前面に現れた痛みのほとんどは、正確には坐骨神経痛ではないケースがほとんどです。**

私のこれまでの経験では、太もも前面の範囲の中でも、特に鼠径部(脚の付け根の部分)のあたりに痛みが生じているケースがほとんど。そして、その痛みの正体は、実は坐骨神経痛ではなく、太もも前面の筋肉(大腿四頭筋)の上端にある腱に起きた炎症によるものであることが多いのです。

では、炎症による痛みがなぜ発生したのかというと、**そもそもは大腿四頭筋の緊張・収縮・硬化した状態が一定レベルを超えてしまったからです。**

また、太もも前面の付け根の痛みというよりも、「太もも前面の全体がしびれているような感じ」という場合には、「大腿神経」という神経が固くなっていたり、周囲にある腸腰筋という筋肉の硬化などで圧迫されていたりすることが、しびれの原因になることもあるようです。

ちなみに、この大腿神経は、腰椎から出た後、太もも前面の「脚の付け根部分」を通り、枝分かれしながら下に向けて伸びています。

ということは、太もも前面の**痛みやしびれの原因がどちらであろうとも、有効な方法が見えてきましたね。痛み・しびれの原因を根本的に取り去るには、脚の付け根部分から太もも前面の範囲にストレッチをかけ、この範囲にある筋肉や神経を活性化すればいいわけです。**

その点でぴったりなのは、誰でも簡単にできる**「腸腰筋ストレッチ」**というセルフケア法です（155ページ参照）。

このストレッチをすれば、腰椎と大腿骨（太ももの骨）の間にある腸腰筋はリフレッシュし、柔軟性を回復し、低下していた機能を向上させることができます。

また、こうして腸腰筋が本来の機能を取り戻すと、この筋肉が最上部で接続している腰椎の動きもぐっとスムーズになります。さらに、このストレッチでは仙腸関節に適度な刺激を与えることができるので、本書では何度か重要性をご説明してきた仙腸関節の機能アップを図ることまで可能です。

こうした〝多彩な効果〟を備えていますから、太もも前面の不調とともに、腰痛も解消・改善に導くストレッチと言えます。

もし、腸腰筋ストレッチをうまくできないと感じたら、同じく155ページのイラストにあるように、正座の状態から上体を後ろに倒す方法をとってもいいでしょう。これで、腸腰筋にアプローチすることはできます。

とはいえ、ひざや足首などの問題で正座できない人もいらっしゃるでしょうし、仙腸関節の機能アップという副次的効果はありませんので、できるだけ腸腰筋ストレッチを試していただきたいと思います。

太もも前面の痛み・しびれに効くセルフケア

腸腰筋ストレッチ

回数の目安は、1日1～3回。トラブルがあるほうの脚の付け根あたりが、ぐーっと伸ばされるようなイメージで行うと効果的。

やりかた

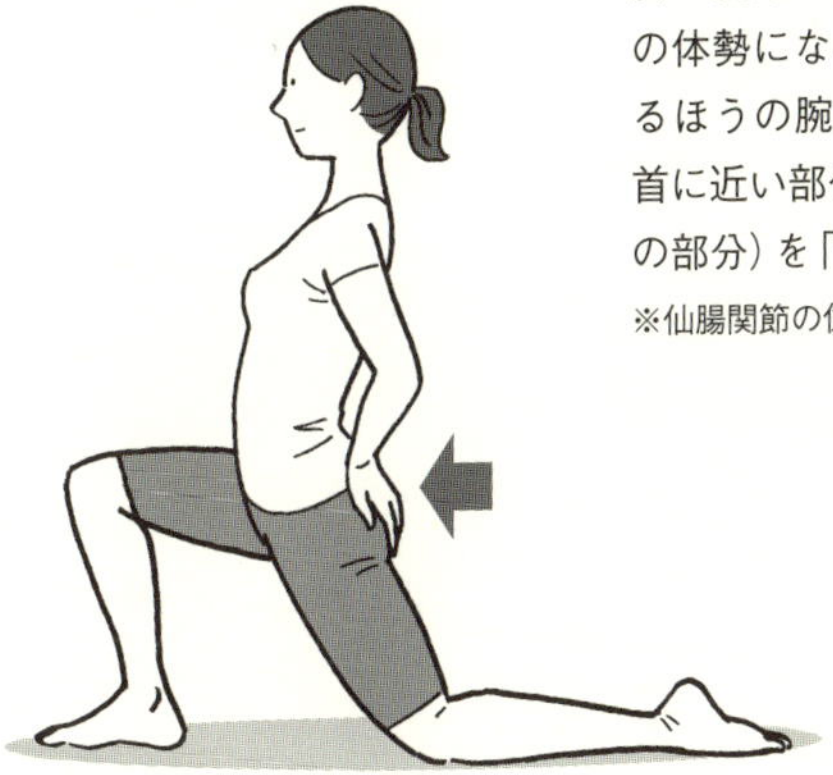

1 まず、痛みやしびれがあるほうの脚のひざを床につけ、反対の脚は前方正面に出して「片ひざ立て」の体勢になる。次に、ひざをついているほうの腕を背中側に回し、手根（手首に近い部分でふくらんでいる手の平の部分）を「仙腸関節」のあたりに置く。

※仙腸関節の位置は30ページを参照

2 床についている両脚の位置はズラさずに、手根を反対側の斜め前方に向けて押し、重心も反対側の斜め前方に移動させる。その体勢を1～2分間キープ。

こんな方法も!

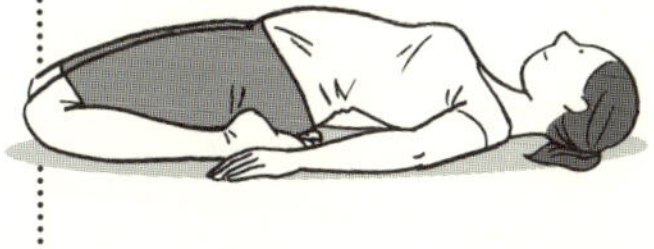

腸腰筋ストレッチをうまくできない場合は、正座の状態から上体を後ろに倒し、脚の付け根あたりを伸ばす体勢を1～2分間キープする方法をとってもOK。
回数の目安は、1日1～3回。

Q お尻・太もも・ひざ下の痛みやしびれに効く〝万能型〟のストレッチってないんですか？

A 「脚振りストレッチ」を試してみてください

それぞれの部位で現れる不調に特有の原因を考慮したうえでの、最適なストレッチは第1章でご紹介していますが、そのような**広い範囲をカバーする〝万能型〟のストレッチとなれば、「脚振りストレッチ」を試してみるのがいいでしょう。**

この脚振りストレッチも、やりかたは実に簡単です（159ページ参照）。

坐骨神経痛の症状があるほうとは反対側にイスを置き、背もたれに手をかけながら立ったら、痛みやしびれがあるほうの脚を前後に大きく振り続けるだけ。

たったこれだけのシンプルなストレッチですが、お尻・太もも・ひざ下などに現れたしびれを抑える効果が発揮されます。また、立った状態で行えるため、家でも外出先でも症状がきつくなった際、即座にできるという特長があります。

実際に行うときは、以下の2つのポイントを押さえておきましょう。

❶前後に振る脚の力は抜きつつ、脚の重さと重力を利用して強めに振るようにする

❷脚を振るとき、上半身の姿勢はできるだけまっすぐにして、ひざを曲げないように気をつける

これらのポイントを意識しながら行うと、脚を振り子のように大きく振り続けるだけで、脚の付け根周りの前面と背面を、同時にうまくストレッチできます。

脚を前方に向けて振り上げ、お尻全体が適度に伸ばされると、**「お尻ストレッチ」**（44ページ参照）と同じようなメリットが得られます。

すなわち、大殿筋・中殿筋・梨状筋などの硬化を解消し、上殿皮神経・中殿皮神経・坐骨神経の締め付けを解放することにつながるということです。

また、反対に後方へ向けて振り上げ、鼠径部からおへそあたりまでの範囲が適宜伸ばされると、**「腸腰筋ストレッチ」**（155ページ参照）と同じようなメリットが得られます。

すなわち、腸腰筋や、大腿四頭筋の付け根部分に柔軟性を持たせ、腰から脚へ伸びる大腿神経の締め付けを解くことになるわけです。

こうして、下半身を担うたいせつな神経の〝大もと部分〟の圧迫をなくせば、神経の流れは当然よくなります。同時に、お尻や鼠径部から足先への血流もよくなって、坐骨神経痛を解消・改善させる効果が発揮されるわけです。

さらに、**脚を前後に大きく振ると、腰の部分は「少し反ったり丸まったり」の動きを繰り返すことにもなるため、腰椎の不自然なバランスを矯正するうえでも有益なストレッチと言えます。**

その腰椎の状態について考えると、セルフチェック（20ページ参照）で**【坐骨神経痛タイプA】**の項目が多く当てはまったかたは、脚を振るときに「後ろに強く振る」ように意識するといいでしょう。一方、**【坐骨神経痛タイプB】**の項目が多く当てはまったかたは、「前に強く振る」ように意識してください。

なぜなら、腰椎を含む脊椎全体（背骨）が本来描くS字カーブを、再構築するように促すからです。

広範囲に効く“万能型”セルフケア

脚振りストレッチ

回数の目安は、1日1～3回。坐骨神経痛の痛みやしびれが特にひどいときは、その都度行ってもOK。振っている脚にはあまり力を入れず、脚の重さと遠心力を利用することで強めに振ると効果的です。

やりかた

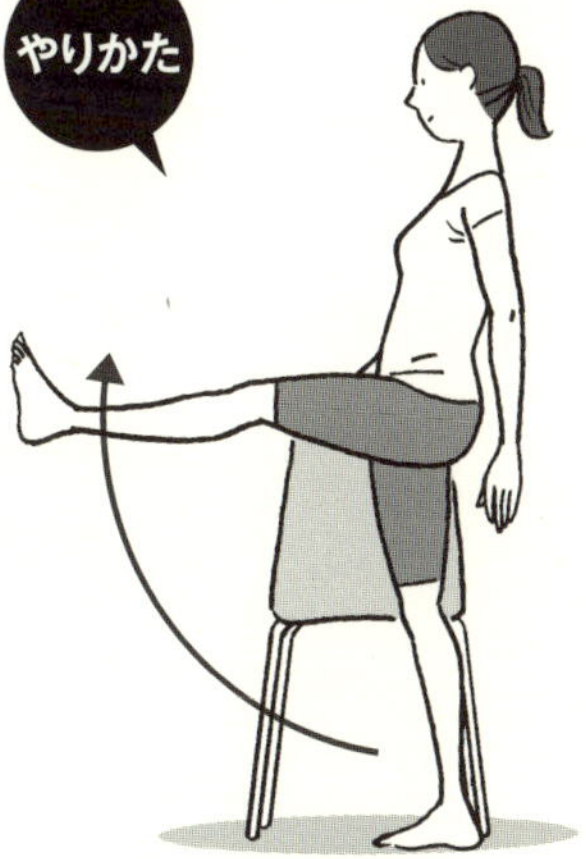

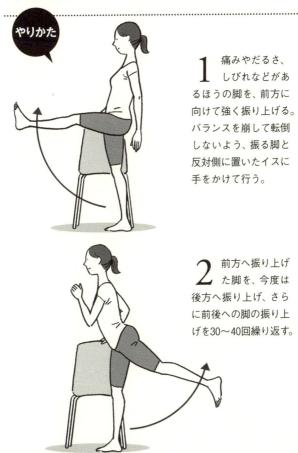

1 痛みやだるさ、しびれなどがあるほうの脚を、前方に向けて強く振り上げる。バランスを崩して転倒しないよう、振る脚と反対側に置いたイスに手をかけて行う。

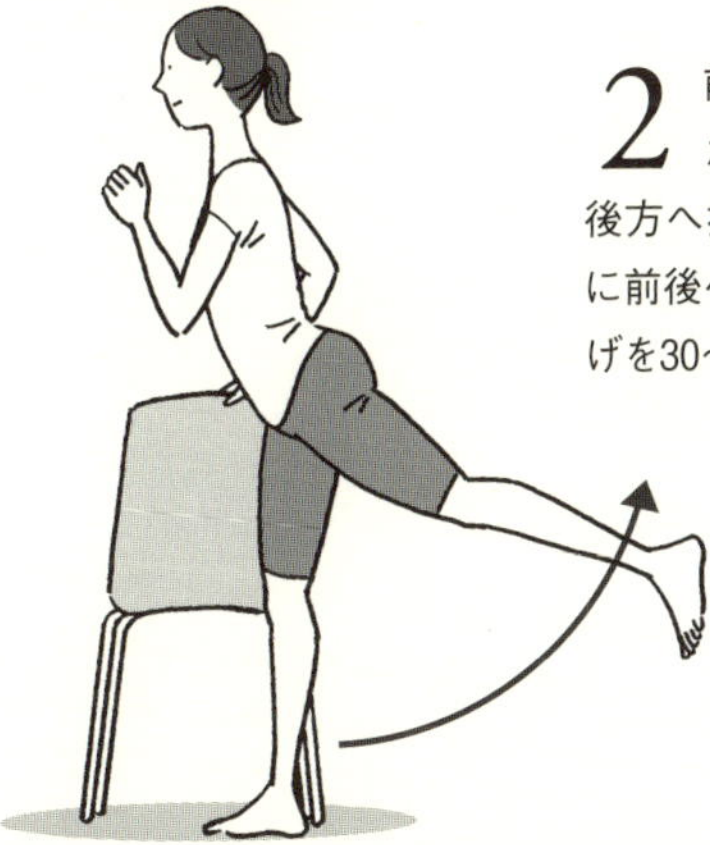

2 前方へ振り上げた脚を、今度は後方へ振り上げ、さらに前後への脚の振り上げを30～40回繰り返す。

Q 坐骨神経痛が治まってからも、ストレッチを続けたほうがいいですか？

A 実践頻度を少なくしてもいいので、できるだけ続けていきましょう

痛みやしびれが治まったということは、問題のあった関節・筋肉などの状態が改善し、以前よりも機能が向上しているでしょう。それはもちろん、いいことです。

しかし、ここですっかり油断して、坐骨神経痛の根本原因を作った「悪い生活習慣」などを繰り返してしまうと、不快な症状が再び現れるのは目に見えています。

そこで、**坐骨神経痛がひとまず解消されたとしても、しばらくはストレッチを続けることをおすすめします。**

実践する頻度を少なくして、1日1回でもOKです。また、何種類かのストレッチ・体操をしていたところを、**「基本のストレッチ」**3種類（30～35ページ）をするだけでもかまいません。

それが、坐骨神経痛の再発防止に役立つだけでなく、ますます健康な体を作るこ

とにつながるのです。

Q　ストレッチで痛み・しびれが軽減されたのですが、ほんの一瞬、症状が少し強まったような感覚があります。だいじょうぶでしょうか？

A　一般的な「症状が治まるパターン」なので、だいじょうぶです

痛みやしびれというものは、一般的には〝小さな波〟を何度か繰り返しながら治まっていくものです。

どういうことかと言うと、例えば「現在ある痛みのレベルを100」「解消されたときの痛みのレベルを0」とすると、70まで一度下がったと思ったら75に上がり、その後も60まで下がったら65に上がるということを繰り返しつつ、全体的に見れば0に向かって近づいていくということです。

また、さまざまな症状がよくなっていく順番にも、一定のパターンがあります。

セルフケアを継続するうちに、たいていは最初に「痛み」が軽減していきます。次に、これはかなり重度のかたに現れる症状なのですが、例えば歩きにくくなるなどの「運動機能障害」がよくなっていきます。そして最後に、しびれなどの「感覚・知覚機能障害」が改善していくという流れをたどるのが一般的なのです。

このような症状の改善・解消パターンをあらかじめ念頭に置いておくと、必要以上に不安にかられることなく、セルフケアに取り組めるはずです。

なお、**坐骨神経痛のせいで、仕事や趣味など控えていることがあれば、「症状のレベルが0になったら再開しよう」とは考えず、60ぐらいになったところで再開することをおすすめします。**

なぜなら、関節や筋肉を動かすことが、痛みやしびれの改善・解消にはいちばんだからです。また、本来の自分の生活を取り戻すことで気持ちが上向き、それがまた、症状の改善・解消にポジティブな影響を与えてくれるからです。

Q **腰・お尻・太ももなどの状態が悪いという原因のほかにも、坐骨神経痛が現れることってあるんですか？**

A **主な原因は腰周りのトラブルですが、他の病気からくる坐骨神経痛もあります**

本書の中でお伝えしてきたとおり、坐骨神経痛の主な原因は、腰の関節やお尻・太ももの筋肉などに起こったトラブルです。

病名を挙げるなら、**椎間板ヘルニア・脊柱管狭窄症・腰椎分離症・腰椎すべり症・梨状筋症候群などの症状として現れることが多いと言えます。**このような体の状態から現れた坐骨神経痛なら、20ページのセルフチェックで、少なくとも3個以上の項目が該当するでしょう。

ただし、その他の病気の影響からくる坐骨神経痛もあるのは事実です。

具体的には、**脳梗塞をはじめとした脳の病気、ガンや糖尿病、胃腸・肝臓・泌尿**

器系の病気に伴って坐骨神経痛が発生する場合もあります。

そうしたケースでは、脚のしびれのほかに、どのような症状があるのかを見逃さないようにしましょう。脳の病気の場合を例にすると、脚がしびれるとともに、**「ろれつが回らない」「よくめまいがする」「意識障害がある」「視覚・視野に異常がある」**などの症状も併発しやすいとされています。

このように、明らかに関節や筋肉の問題からきているのではない症状があると気づいたら、すぐに医療機関で診てもらうようにしてください。

Q 病院で処方される薬で、坐骨神経痛はよくなりませんか?

A 〝その場しのぎ〟の姿勢を改めて、根本的な解決を目指しましょう

腰椎や筋肉の問題からくる坐骨神経痛に対し、整形外科や病院などで処方される代表的な薬は、**「痛みを抑える消炎鎮痛薬」「筋肉の緊張を緩和する筋弛緩薬」「血流を促す血管拡張薬」**などです。

また、薬を用いるという点では、**坐骨神経痛を生み出している腰痛（椎間板ヘルニア・脊柱管狭窄症など）に対し、局所麻酔薬を打つ神経ブロック注射**という治療法もあります。

ここで忘れてはならないのは、**これらの薬や注射はすべて「限られた時間内だけ症状を軽減する対症療法」にすぎないということです。**

もちろん、痛みやしびれがひどいときには、薬の力を借りるべきでしょう。しかし、〝その場しのぎの対処法〟に甘えすぎていると、関節や筋肉の異常はじわじわと進行し、いっそう強い症状がいつ現れても不思議ではありません。

手術についても、同じようなことが言えます。

坐骨神経痛を生み出す椎間板ヘルニアや脊柱管狭窄症の手術を受けても、「痛みやしびれが残っている」と口にする患者さんは数え切れないほどいらっしゃいます。

さらに、手術の直後は痛み・しびれが治まっていても、悪い姿勢や生活習慣を続けていれば、腰痛も坐骨神経痛も再発するのは時間の問題でしょう。

つまり、手術も絶対的なものではないということです。

前述した内容に加えて、感染症の可能性、手術の担当医の腕の善し悪しなどを含めて、ほんとうに手術を受けるか否かの判断は慎重になさってください。

このように考えると、やはり**薬や注射、手術などに頼り切らず、坐骨神経痛の主原因である腰の関節や筋肉に起こった異常を正すケアを継続するのがいいと思います**。それこそが、根本的な坐骨神経痛の解決を導くのです。

Q 症例の中にある「体外再生圧力波」とはなんですか？

A 尿路結石の石を砕く方法と同じメカニズムの療法です

109、113ページの症例でお話しした「体外再生圧力波」とは、患部を切ることなく、特殊な機器でピンポイントに圧力波（衝撃波）を当てて、組織の再生を促す治療法です。尿路結石の石を砕く方法と同じ理論で、**問題のある組織をあえて破壊し、新しい細胞でできた組織に生まれ変わらせることが目的になります。**

ただし、尿路結石を砕く場合と比べ、組織の再生を促す場合に出力される音波のレベルは10分の1程度です。

それでも、かなり固くなった筋肉や腱（骨と筋肉を結び付けている組織）などに用いると、非常に高い効果があります。セルフケアを続けても、「変化がどうしても現れない」という場合には、試す価値があるでしょう。

Q **坐骨神経痛を抱えているうえに、こむら返りを頻繁に起こします。両方ともよくなりますか？**

A **いっしょに治る可能性はじゅうぶんにあります**

こむら返りとは、ふくらはぎの筋肉（腓腹筋）がけいれんを突然起こし、つってしまう現象です。ふくらはぎに起こることが一般的ですが、人によっては、むこうずね（前脛骨筋など）に起こることもあります。

また、通常は運動中や運動後、立ちっぱなしで脚が疲れたときなどに起きるのですが、就寝中に起きることもあります。これは筋肉疲労とは別の理由で、就寝中は筋肉が動いていないため、血流が悪くなり起こるものです。

私のこれまでの経験から言うと、こむら返りが起きるようになるにはパターンがあります。それは、**「腰痛をまず発症し、次に坐骨神経痛が現れ、さらにこむら返りが起きるようになる」**というものです。ですから、すでに腰痛がある人では、腰のトラブルが深く関係していると考えていいでしょう。

もちろん、その他の原因によって、こむら返りが起きることはあります。しかし、腰痛や坐骨神経痛を抱えているかたでは、腰周りからふくらはぎへ伸びている神経の伝達機能に〝誤作動〟が起こりやすいのだと思われます。

また、腰の状態がよくないために、悪影響がふくらはぎの筋肉に及んでいることも考えられるのです。

私のクリニックの患者さんでは、腰痛解消対策を実践するうち、「いつのまにかこむら返りが起きなくなった」という例が多数あります。その点も、腰のトラブルの影響を疑う理由になっています。

いずれにしても、**まずは根本原因である腰痛を解消するためのセルフケアを始めるべきで、そのセルフケアを継続するうちに、いっしょに消える可能性もじゅうぶんあるのです。**

ちなみに、前述した不調が治っていくときは、「**こむら返りが起きなくなり、腰痛が改善・解消し、最後に坐骨神経痛が消える**」というパターンが大半です。ストレッチを継続するうえで、参考になさってください。

こうして、こむら返りをそもそも起こさない体を作るべきではありますが、そこに至るまでには、激しいこむら返りに見舞われることもあるでしょう。そうした場面では、**つった部位を瞬時に伸ばすストレッチを、応急処置として行うようにしてください。**

例えば、ふくらはぎがつって痛い場合には、まずは床やイスに座った状態になり、痛い足を前方に伸ばしたら、その足のつま先全体に手をかけて体の方向へ引っ張ります。こうして、**ふくらはぎやアキレス腱を伸ばし続ければ、こむら返りはすーっと治まります。**

「体が固い」「腰痛持ちだ」などの理由で、つま先まで手が届かない場合は、タオルをつま先にかけて引っ張るようにすればＯＫです。

また、外出先などでどうしても座る場所がないケースでは、運動前の準備体操でよく行われる「アキレス腱伸ばし」の動作・体勢を取るだけでも、じゅうぶんな解消作用が働きます。

おわりに

坐骨神経には、「感覚神経」と「運動神経」の線維が入り交じっています。
本書では主に、「痛い」「しびれる」「違和感がある」といった感覚神経の障害・麻痺（知覚機能障害）に焦点を当て、それらの不快な症状を皆さんが解消するための術をご説明してきました。

その感覚神経の障害・麻痺で現れる症状は、適切なケアを施さずに放置していると、じわじわと進行してしまいます。「はじめに」の中にある表のように、症状が強い段階へと悪化してしまうのです。

そして、その表に当てはめると、「レベル4」の後半から「レベル5」のあたりからは、運動神経の障害・麻痺の症状（運動機能障害）が顔を出すようになってしまいます。

つまり、**脚の感覚を支配している状態に異常が起こるだけでなく、脚の筋肉の動きを支配する状態にも異常が発生するわけです。**

具体的には、ひざを曲げる動き、かかとを床につけたまま指先を上げるような動き、つま先立ちをするような動きなどをうまくできないようになります。

日常生活での問題としては、**「スリッパが脱げやすくなった」「階段でつまずきやすくなった」「長時間の立ち姿勢がつらくなった」「長く歩けなくなった」**などの変化が起きる可能性は否定できなくなるのです。

そうなる前に、問題を根本から解決できるケアをスタートさせ、坐骨神経痛の悪化をなんとしても食い止めなければいけません。

だからこそ私は、この1冊を通じ、少し専門的な内容もできるだけご理解いただけるように努力しながら、皆さんの実生活の中での坐骨神経痛対策に役立つお話をさせていただきました。

そのすべてが、皆さんの「今ある痛み・しびれ」の改善や解消、そして下半身の動きのトラブルを遠ざけることにもつながっています。

厚生労働省の研究班や、日本整形外科学会などの調査結果では、**腰痛のある人は全国に約3000万人いると推計されています。**坐骨神経痛の主な原因が腰痛であることを考えると、**そのうちの半数近くは坐骨神経痛を抱えているとみていいでしょう。**これほど〝ポピュラーな不調〟であることからも、坐骨神経痛を自らコントロールできる積極的対策を迅速に身につけておくのが望ましいとご理解いただけるはずです。

坐骨神経痛は、自分で治せます。

適切な箇所に合理的なアプローチをかければ、セルフケアでよくなるのです。

その秘訣をまとめた本書を〝武器〟に、より多くのかたがたが坐骨神経痛を克服し、今後の人生を歩んでいかれることを信じています。

最後になりましたが、本書を出版するきっかけをいただいた学研プラスの泊久代さんと関係者の皆様、原稿の構成を手伝ってくださった松尾佳昌さん、ほんとうにありがとうございました。

また、私を日々支えてくれている弊社のスタッフおよび家族、そして私に学びの機会を与えてくださる当院の患者さんの皆様に、心から感謝いたします。

さかいクリニックグループ代表　酒井慎太郎

[著者紹介]

酒井慎太郎(さかい しんたろう)

さかいクリニックグループ代表。千葉ロッテマリーンズオフィシャルメディカルアドバイザー。中央医療学園 特別講師。柔道整復師。テニスボールを使用した矯正の考案者。整形外科や腰痛専門病院などのスタッフとしての経験を生かし、腰・首・肩・ひざの痛みやスポーツ障害の疾患を得意とする。解剖実習をもとに考案した「関節包内矯正」を中心に、難治のひざ痛や、腰痛、肩こり、首痛の施術を行っており、プロスポーツ選手や俳優など多くの著名人の治療も手がけている。TBSラジオ「大沢悠里のゆうゆうワイド 土曜日版」でレギュラーを担当。テレビ番組では「神の手を持つ治療家」として紹介されるなど、マスコミ出演も多数。

さかいクリニックグループ
〒114-0002 東京都北区王子5-2-2-116
☎03-3912-5411

「予約がとれない」「16年待ち」とメディアで言われてきましたが、対応できるようになりました!
検査を含め、無料問診も実施中。

[STAFF]

デザイン	轡田昭彦+坪井朋子
撮影	山上 忠
DTP	八重洲PRセンター
モデル	殿柿佳奈(スペースクラフト)
ヘアメイク	平塚美由紀
イラスト	中村知史
編集協力	松尾佳昌

坐《ざ》骨《こつ》神《しん》経《けい》痛《つう》は自分で治せる！

2019年4月23日　第1刷発行
2021年4月23日　第7刷発行

著者　酒井慎太郎
発行人　中村公則
編集人　滝口勝弘
編集担当　泊久代
発行所　株式会社 学研プラス
〒141-8415　東京都品川区西五反田2-11-8
印刷所　中央精版印刷株式会社

この本に関する各種のお問い合わせ先
本の内容については、下記サイトのお問い合わせフォームよりお願いします。
https://gakken-plus.co.jp/contact/
在庫については　TEL03-6431-1250（販売部直通）
不良品（落丁、乱丁）については　TEL0570-000577
学研業務センター　〒354-0045 埼玉県入間郡三芳町上富279-1
上記以外のお問い合わせは　Tel 0570-056-710（学研グループ総合案内）

学研の書籍・雑誌についての新刊情報・詳細情報は、下記をご覧ください。
学研出版サイト　https://hon.gakken.jp/